高等职业教育专业教材

营养与健康

苏 蕾 主 编
马玉贞 副主编
李子江 参 编

U0239437

中国轻工业出版社

图书在版编目（CIP）数据

营养与健康/苏蕾主编 . —北京：中国轻工业出版社，2024.1
高等职业教育"十二五"规划教材
ISBN 978-7-5019-9125-9

Ⅰ.①营…　Ⅱ.①苏…　Ⅲ.①营养卫生—关系—健康—高等
职业教育—教材　Ⅳ.①R151.4

中国版本图书馆 CIP 数据核字（2012）第 316739 号

责任编辑：李亦兵　　张　靓
策划编辑：李亦兵　　责任终审：劳国强　　封面设计：锋尚设计
版式设计：宋振全　　责任校对：晋　洁　　责任监印：张　可

出版发行：中国轻工业出版社（北京鲁谷东街 5 号，邮编：100040）
印　　刷：北京君升印刷有限公司
经　　销：各地新华书店
版　　次：2024 年 1 月第 1 版第 6 次印刷
开　　本：720×1000　1/16　印张：9
字　　数：181 千字
书　　号：ISBN 978-7-5019-9125-9　定价：20.00 元
邮购电话：010 - 85119873
发行电话：010 - 85119832　010 - 85119912
网　　址：http://www.chlip.com.cn
Email：club@chlip.com.cn

前　言

　　营养是人类生存的物质基础,合理营养与平衡膳食是维护人体健康的基石,是促进人体健康的重要保证,对提高民族素质和综合国力具有重要意义。随着我国经济的高速发展,人民生活水平迅速提高,大部分地区已经实现温饱或已初步达到小康水平,有的已进入富裕行列。从整体看,我国各类人群的营养状况明显改善,但是同时也面临营养过剩与营养不足的双重挑战。一方面,能量营养素缺乏已经基本解决,而维生素、矿物质等微量营养素的缺乏仍相当普遍和严重;另一方面,在一些比较富裕的地区,由于营养不平衡或过剩,肥胖人群比例迅速增加,与肥胖有关的慢性非传染性疾病,尤其是心血管病、糖尿病、肿瘤等的发病率和死亡率显著增长,发病人群也越来越年轻化。这些疾病的致病原因复杂多样,但都涉及生活方式等因素的综合作用,尤其是膳食结构不合理、营养不均衡、代谢失调等对健康的影响不容忽视。这说明在人民生活由温饱向小康过渡的转折时期,如果没有正确的营养指导,某些疾病的发病率还会快速上升。因此,普及营养知识、指导正确的食物消费、推行合理营养与平衡膳食是一项十分紧迫而艰巨的任务。

　　本书以通俗易懂、深入浅出的语言介绍了影响人体健康的因素,人体疾病和衰老的理论机制——自由基理论,蛋白质、脂类、碳水化合物、膳食纤维、维生素、矿物质、水等营养素及营养相关物质与人体健康的关系,粮谷类、蔬菜水果类、动物肉类、蛋类、乳类等食物的营养特点,对中国营养学会推荐的中国居民膳食指南和膳食宝塔进行了翔实的分析和讨论。并在此基础上,运用现代营养学的一些基础理论探讨和分析了合理营养和平衡膳食的原则和方法,同时指出了某些有代表性的现代慢性非传染性文明病的营养预防和膳食原则,为人类食物营养需要提出了一个合理框架,以期能够形成科学、正确的健康意识,并在此基础上形成最有利于人体的健康的生活方式,使我国人民的营养知识水平和健康水平有较大提高。

　　本书章节安排有序,力求反映新的研究成果,并注意结合国情,更具实用性,能够充分调动学生的学习积极性,使学生便于学习和理解,并能够根据自己的实际条件,合理组合各类食物,达到平衡膳食的目的,从而提高自身的健康水平。

　　本书由苏蕾担任主编,具体分工由苏蕾编写第一章,第二章的第四节、第七节和第八节,第四至第六章;马玉贞编写第二章的第一至三节和第五、六节;李子江编写第三章,全书由苏蕾进行统稿。

　　由于编者水平有限,又是分头编写,内容难免有取舍不一、疏漏不当之处,恳请读者不吝批评指正。

苏　蕾

2012 年 11 月 25 日

目　录

第一章 绪 论

食物是人类赖以生存和发展的物质基础，其最重要的功能是提供营养，不但为人体生长发育和维持健康提供所需要的能量和营养物质，而且在预防人体疾病、提高人体健康水平和增强人体体质等方面起着重要作用。

第一节 影响人体健康的因素

在人的一生中，财富、事业、地位、名誉、家庭……虽然都很重要，但是如果没有健康，一切就都不重要了，健康是1，其余都是0，1没有了，后面加再多的0也没有意义。进入21世纪，人们更加认识到"健康是金"的道理，但健康不是一朝一夕可以得来，而是长期科学生活日积月累的结果。一旦忽视了健康，很多慢性非传染性疾病或者现代文明病如肿瘤、心脑血管疾病等就容易出现，威胁人类健康。世界卫生组织（WHO）曾提出保持健康的四大基石：平衡饮食、适度运动、规律生活和心理平衡，所谓平衡饮食就是全面均衡地摄取人体所需的营养。离开了营养，生命无法存在。营养是维持生命与健康和决定人体健康素质的物质基础。

健康是生理、心理及社会适应三个方面全部良好的一种状况，不仅是指没有生病或者体质健壮。WHO规定衡量健康的十大标准：精力充沛、积极乐观、善于休息、应变能力强、抗疾病能力强、体重适当、眼睛明亮、牙齿正常、头发有光泽、运动感到轻松等。同时，经研究提示，影响人体健康和寿命的四大因素：生物学因素占15%、外界环境因素占17%、医疗条件因素占8%、生活方式因素占60%。

1. 生物学因素

指遗传和心理对健康和寿命的影响。某些疾病如癌症、糖尿病等有遗传因素，但是遗传因素导致的疾病在所有疾病中的比例很低。遗传不是可改变的因素，但心理因素可以改变，保持一个积极心理状态是保持和增进健康的必要条件。

2. 外界环境因素

包括自然环境与社会环境。研究发现，自然环境的不利影响涉及空气污染如重金属、大气微尘，水污染如三氯甲烷、溴仿；食品污染如蔬菜中的农药、杀虫剂，肉类中的激素、瘦肉精，食品非法添加物中的苏丹红；日用化学品中污染如劣质牙膏中的三氯生等，与各种癌症、代谢性疾病的发生有密切关系。社会环境则涉及政治制度、经济水平、文化教育、人口状况、科技发展等诸多因素。良好的社会环境是人民健康的根本保证。

3. 医疗条件因素

卫生服务的范围、内容与质量直接关系到人的生、老、病、死以及由此产生的一系列健康问题。

4. 生活方式因素

生活方式是指在一定环境条件下所形成的生活意识和生活行为习惯的统称。目前全世界一年有 5000 万人死去，而超过 1/3 的人得病可归结于不良的生活方式。良好的生活方式包括合理膳食、适量运动、充足的睡眠、积极的心理状态等。"An apple one day , keep the doctor away"，不仅表达了多吃水果的好处，也隐含了合理的膳食结构有益健康的信息。"每天锻炼一小时，健康工作五十年，幸福生活一辈子"，启示我们要积极参加锻炼，进行合理运动；"早睡早起身体好"，讲的是健康的作息方式。长期处于较大的心理压力下，不仅会导致许多心理问题，而且对人的神经系统、免疫系统、内分泌系统有严重损伤，进而对全身其他各系统产生影响。长期心理压力过重也是引起亚健康和各种慢性病的重要因素。而不良的生活方式包括：饮食不规律、暴饮暴食，不良进食习惯（进食过热、过硬、过酸食品），高脂、高糖、高盐、低膳食纤维饮食，偏食、挑食和过多食用零食，嗜好烧烤、油炸、腌制类等含致癌物的食品，睡眠不足，每日饮水不足以及吸烟、酗酒、滥用药物等。不健康的生活方式是导致现代人各种亚健康和慢性病日趋加剧的最主要因素。

第二节　人体产生疾病和衰老的机制——自由基理论

从古至今，人类一直在探索研究青春长驻、长生不老的方法。人是否可以长生不老？人的寿命到底有多长？最新的国际公认的人类的平均寿命可以达到 120 岁，而现在全世界人类的平均寿命还不到 70 岁，许多人 30 多岁的时候就已经患有心血管病、糖尿病、肾病、脂肪肝等，有的甚至是同时身患多种疾病，疾病已然成为造成死亡的主要原因。

越来越多的科学家相信衰老是一种疾病，而不是时间流逝产生的必然结果。衰老既然是一种疾病，那么人类就一定可以延缓衰老或逆转衰老。衰老是如何产生的呢？1956 年，英国的哈曼博士率先提出自由基与机体衰老和疾病有关，接着在 1957 年发表了第一篇研究报告，阐述用含 0.5% ~1% 自由基清除剂的饲料喂养小鼠可延长小鼠的寿命。当时这一理论并不被人重视，人们接受这一理论是在 20 多年后，由于自由基学说能比较清楚地解释机体衰老过程中出现的种种症状，如老年斑、皱纹的出现及免疫力的下降等，现在这一理论是科学界最为一致认同的老化理论。

我们可以几天不喝水，十几天不吃饭，但缺乏氧气的供应几分钟就会死亡，氧气进入体内，在细胞中被利用产生能量，所以氧气对人体是至关重要的。但我们也经常会注意到一些现象：铁块生锈，这是氧化的结果；一个切开的苹果，放置几分钟会发黄，也是因为被氧化了。如果把苹果放入水中，使苹果与氧气隔开，苹果的切面就不会变色。同样，氧气也会氧化人体，从而在人体中产生自由基。

一、什么是自由基

自由基是机体氧化反应中产生的有害化合物，具有强氧化性，可损害机体的细胞和组织，进而引发慢性疾病及衰老效应。

自由基非常活泼，很容易与其他物质发生反应，这种反应对人类可能有益，也可能有害。一般情况下，生命是离不开自由基活动的，因为负责传递身体中维持生命活力的能量的搬运工就是自由基，同时它也可以被用来杀灭细菌和寄生虫，还能参与排除毒素。当这些帮助能量转换的自由基被封闭在细胞里不能乱跑乱窜时，它们对生命无害。但是如果自由基超过一定数量，并失去控制时，自由基就会给生命带来伤害，疾病会随之而来。

二、自由基对人体的伤害

人类生存的环境中充斥着不计其数的自由基。例如，炒菜产生的油烟中就有自由基，经常在厨房劳作的家庭妇女患肺部疾病和肿瘤的几率远远高于其他人；吸烟除了产生焦油和烟碱（尼古丁）外，还有最大最难以控制的多种自由基，传统观念认为吸烟对人体的损害来自尼古丁，然而研究表明，吸烟过程中自由基的危害要远远大于尼古丁，自由基进入人体后，会直接或间接损伤细胞膜或直接与基因结合导致细胞转化等，从而引发肺气肿、肺癌、肺间质纤维化等一系列与吸烟有关的疾病。通过呼吸系统吸入的自由基决不仅仅来自炒菜的油烟和吸烟，汽车尾气、工业生产废气等环境污染产生的大量自由基也会在人们日常生活运动中被无防备地吸入。散布在空气中的自由基还会直接攻击人的皮肤，从表皮细胞中抢夺电子，使皮肤失去弹性、粗糙、老化，产生皱纹。

自由基还会对人体造成以下伤害：

（1）引起心血管病　塑料水管放在外面，时间长了，水管会失去弹性变硬。这是被氧化的结果。人体血管也是如此，血管被氧化也会变硬，形成心脑血管疾病。此外，血管里还有胆固醇、脂肪，这些物质通常是悬浮在血液里，但一旦被自由基氧化就可能会沉淀下来，堵塞血管。

（2）引发癌症等疾病　科学界一致认为，自由基对细胞核中 DNA 的破坏，是引发癌症的一个重要原因。例如，酒中含有乙醇，肝脏分解乙醇的过程中会产生大量自由基，长期大量饮酒会使肝细胞过度氧化，进而引发肝硬化、肝癌等疾病。

（3）影响免疫系统功能　免疫系统含有胸腺，随着年龄增加，胸腺被氧化的程度加剧，胸腺功能降低，免疫能力减弱。

（4）氧化眼部的水晶体，形成白内障　如果我们的抗氧化系统健全，眼睛水晶体的氧化速度就会减慢，甚至在生命终止前都不会有白内障。

综上所述，自由基对人体的攻击，既在最深层引起突变，又在最表层留下痕迹。可以说，人类被包围在自由基的内外夹击中。

三、产生自由基的原因

（1）不良生活方式　抽烟、酗酒、熬夜、精神压力过大、焦虑等，都会影响到自体免疫系统。

（2）不良环境　空气污染、电磁辐射、紫外线过度照射、风沙、干燥、高温、寒冷、农药残留等。日常生活中辐射随处可见，如电视机、冰箱、电脑、手机等。辐射、紫外线会影响皮肤细胞正常的新陈代谢，产生大量的自由基，伤害皮肤，严重的会产生皮肤病变，导致皮肤癌的发生等。

（3）不合理膳食　各种方便食品、快餐，部分食品添加剂（如生长调节剂）、蔬菜等中的残留农药、过量酒精等被人体吸收以后，在肝脏解毒过程中产生大量自由基，攻击肝脏。

（4）不当的医疗行为　过度使用药物、放射、化学治疗等。

四、人体中自由基的清除

自由基是客观存在的，对人类来说，无论是体内的还是体外的，自由基还在不断地、高速地被制造出来，与自由基有关的疾病发病率也呈加速上升趋势。既然无法逃避自由基的包围和夹击，那么就只有想方设法降低自由基的危害。

随着科学家们对自由基研究的日渐深入，清除自由基，以减少自由基对人体的危害的方法也逐渐被揭示出来。研究表明，自由基从产生到衰亡的过程就是电子转移的过程。在生命体系中，电子的转移是一种最基本的运动，而氧是最容易得到电子的元素，因此，生物体内许多化学反应都与氧化有关。要降低自由基的损害，就要从抗氧化做起，要最大程度地利用人体自身的抗氧化能力清除体内多余的自由基。

大量研究已经证实，人体内本身就具有清除多余自由基的能力，我们称为抗氧化系统，包括超氧化物歧化酶（SOD）、过氧化氢酶、谷胱甘肽过氧化酶等抗氧化酶和维生素C、维生素E、维生素A、胡萝卜素、硒等抗氧化物质。这些物质深藏于人体，只要保持它们足够的量和活力，它们就会发挥清除多余自由基的能力。同时，越来越多的研究表明，人体自身的这种抗氧化能力会随着年龄的增长而下降，年龄越大，抗氧化能力越弱，这也是儿童不容易被自由基攻击、不容易得癌症等疾病的原因之一。

第三节　我国居民的膳食营养状况及未来营养工作的重点

中国古代就有"药食同源"、"药膳同功"之说，两千多年前的《黄帝内经·素问》中就有"五谷为养、五果为助、五畜为益、五菜为充"，"谷肉果菜，食养尽之、无使过之、伤其正也"的膳食原则，不仅说明平衡膳食的多样性，更强调食物要适量搭配，互相补益。合理营养是人体健康的先决条件。

我国分别于1959年、1982年、1992年和2002年进行了4次全国性营养调查。2004年10月12日由国务院新闻办公室发布了第4次营养调查结果——《中国居民营养与健康现状》。随着最近10年国民经济的持续快速发展，我国城乡居民的膳食和营养状况有了明显改善，与此同时，我国也面临营养缺乏和营养结构失衡的双重挑战。

一、我国居民的膳食营养状况

1. 我国居民膳食营养有所改善

2002年调查结果显示，我国城乡居民的膳食、营养状况有了明显改善：①膳食质量明显提高。我国城乡居民能量及蛋白质摄入得到基本满足，肉、禽、蛋等动物性食物消费量明显增加，优质蛋白质的比例上升。②儿童、青少年生长发育水平稳步提高。婴儿平均出生体重达到3309g，低出生体重率为3.6%，达到发达国家水平。全国城乡3～18岁儿童、青少年各年龄组身高比1992年平均增加3.3cm。但是与城市相比，农村男性平均低4.9cm，女性平均低4.2cm。③儿童营养不良患病率显著下降。④居民贫血患病率有所下降。

2. 我国居民膳食营养存在的问题

虽然我国居民的膳食营养得到很大改善，但仍存在很多问题：①城市居民膳食结构不尽合理，畜肉类及油脂消费过多，谷类食物消费偏低。2002年城市居民每人每日油脂消费量由1992年的37g增加到44g，脂肪供能比达到35%，超过世界卫生组织推荐的30%的上限；城市居民谷类食物供能比仅为47%，明显低于55%～65%的合理范围；此外，乳类、豆类制品摄入过低仍是全国普遍存在的问题。②一些营养缺乏病依然存在。儿童营养不良现象在农村地区仍然比较严重，5岁以下儿童生长迟缓率和低体重率分别为17.3%和9.3%，贫困农村分别高达29.3%和14.4%，这说明农村地区婴儿辅食添加不合理的问题十分突出。铁、钙、维生素A等营养素缺乏是我国城乡居民普遍存在的问题。我国居民贫血患病率平均为15.2%，2岁以内婴幼儿、60岁以上老人、育龄妇女贫血患病率分别为24.2%、21.5%、20.6%；全国城乡钙摄入量仅为391mg，仅相当于推荐摄入量的41%；3～12岁儿童维生素A缺乏率为9.3%，维生素A边缘缺乏率为

45.1%。③慢性非传染性疾病患病率迅速上升。高血压患病率有较大幅度升高；糖尿病患病率增加；超重和肥胖患病率呈明显上升趋势；血脂异常值得关注；膳食营养和体力活动与相关慢性病关系密切；高盐饮食与高血压的患病风险密切相关；饮酒与高血压和血脂异常的患病危险密切相关。

二、我国未来营养工作的重点

1. 预防营养不良，全面提高过敏身体素质

营养不良，尤其是儿童时期的营养不良，不仅妨碍其正常体质发育，而且在很大程度上影响其智力发育，关系到人力资源的综合素质。从全球看，我国是营养不良问题比较严重和复杂的国家，尤其在贫困地区，受到营养不良影响的比例仍高达2/3以上。专家指出，在今后几十年内如何通过改善我国居民的膳食营养状况来消除营养不良，改善儿童生长发育，提高人口总体素质，是我国营养工作的重要任务。

2. 预防慢性病，增进健康，延长寿命

根据卫生部统计，我国每天约有15000余人死于慢性病，已占全部死亡人数的70%以上，其中与营养相关的慢性非传染性疾病占很大比例，而且由此造成的经济损失也很惊人。因此，制定预防策略，提倡合理膳食，改善人们的不良饮食结构与习惯，并加以人工干预措施，遏制住这些疾病在广大城乡地区中快速增长的势头，延长中老年人的健康寿命，也是非常重要的任务。

3. 科学发展农业与食品工业，满足人们对食物营养的需要

我国人口目前已超过13亿，在今后20年内将达到16亿。因此，首先要提高食物生产总量，以保证人口日益增长的需要。同时，根据我国营养现状，居民对食物多样化、优质化的需求明显增加，食物生产必须满足不同消费群体多样化的营养需求，增加优质蛋白类食品、含多种微量元素或维生素的食品以及质优价廉的功能食品的供应。因此，必须加强对农业、食品工业的科学指导，发挥其在改善营养与提高人民健康水平中的重要作用。

4. 加强国家公众营养改善措施，普及食物与营养科学知识

一方面要加强政府的宏观指导，尽快制定相关法规，将国民营养与健康改善工作纳入国家和地方政府的发展规划；另一方面要采取各种形式的措施，大力宣传和普及食物与营养科学知识，倡导平衡膳食与健康的生活方式，提高国民的自我保健意识和能力。

第四节　膳食营养素摄入量指标

营养素具有提供能量、促进生长与组织修复、调节生理功能的作用。不同的人群由于年龄、性别、生理状况、体力活动水平的不同，对各种营养素的需要量

各不相同。许多国家和地区的营养工作者和营养机构，为了指导居民合理营养和平衡膳食，避免营养素过量或缺乏症状的出现，制定了膳食营养素参考摄入量（DRIs）。膳食营养素参考摄入量是一组每日平均膳食营养素摄取量的参考值，是在推荐的营养素供给量（RDA）的基础上发展起来的，包括以下 4 项营养水平指标：

1. 平均需要量（EAR）

平均需要量是满足某一特定性别、年龄及生理状况群体中 50% 个体需要量的摄入水平，是群体汇总各个体需要量的平均值。

2. 推荐摄入量（RNI）

指满足某一特定性别、年龄及生理状况群体中 97% ~98% 个体需要量的摄入水平。长期摄入 RNI 水平，可以保证机体组织中有适当的储备。

3. 适宜摄入量（AI）

指通过观察或实验获得的健康人群对某种营养素的摄入量。当某种营养素的个体需要量的研究资料不足，没有办法计算其 EAR、也不能求得 RNI 时，可以设定 AI 来代替 RNI。AI 和 RNI 都可以作为个体摄入量的目标，满足目标人群中几乎所有个体的需要，但是通常 AI 准确性不如 RNI，且常高于 RNI。

4. 可耐受最高摄入量（UL）

指某一生理阶段和性别的人群，几乎对所有个体健康都无任何不良反应和危险的平均每日营养素最高摄入量。目的是为了限制膳食和来自强化食品及膳食补充剂中某一营养素的总摄入量，以防止过度摄入该营养素引起不良作用。

若无特殊说明，本书中的 DRIs 数据均来源于中国营养学会制定的《中国居民膳食营养素参考摄入量（DRIs）》。

第二章　营养素与人体健康的关系

营养是指人体吸收、利用食物或营养物质的过程，也是人类通过摄取食物以满足机体生理需要的生物学过程。营养素是人类为了维持正常的生理功能，满足劳动及工作的需要，必须每日从外界环境摄入的物质，除空气和水外，还要通过各种食物组成的膳食，获得人体需要的各种营养物质。

人体需要的营养素主要包括蛋白质、脂肪、碳水化合物、矿物质、维生素和水六大类。蛋白质、脂肪、碳水化合物称为宏量营养素；矿物质、维生素称为微量营养素。能量来源于食物中的碳水化合物、脂肪和蛋白质，这三种营养素经过氧化分解释放出能量，满足人体的需要。

人体营养合理，是确保其健康的条件之一。为保证人体的健康，必须保持膳食平衡，做到合理营养，如果营养摄入不足或不平衡，就易发生营养性疾病。

第一节　蛋　白　质

蛋白质是人类及所有动物赖以生存的营养要素。蛋白质是细胞组织的重要组成部分，是生命的物质基础，是人体内一些生理活动性物质（如酶、激素、抗体）的重要组成部分，是维持体液酸碱平衡和正常渗透压的重要物质。当饮食中蛋白质不足时，易使儿童生长发育迟缓、体重减轻或肌肉萎缩；成人容易产生疲劳、贫血、创伤不易愈合、对传染病抵抗力下降和病后恢复缓慢等症状。严重缺乏时，还可导致营养不良性水肿。

一、蛋白质的营养功能

1. 人体组织的构成成分

人体的任何组织和器官，都以蛋白质作为重要的组成成分。人体的组织如肌肉、心、肝、肾等含有大量蛋白质；骨骼和牙齿中含有大量的胶原蛋白；指（趾）甲中含有角蛋白；细胞中从细胞膜到细胞内的各种结构中均含有蛋白质。总之，蛋白质是人体不能缺少的构成成分。

2. 体内各种重要物质的组成成分

蛋白质是各种重要物质的组成成分，如催化体内一切物质代谢的酶；使体内环境能够稳定并调节着许多生理过程的激素；可以抵御外来微生物及其他有害物质入侵的抗体；担负着细胞膜和血液中各类物质的运输和交换的蛋白质；使体液的渗透压和酸碱度得以稳定的蛋白质等。此外，血液的凝固、视觉的生成、人体

的运动等都与蛋白质有关。所以蛋白质是生命的物质基础，是生命存在的一种
形式。

3. 供给能量

蛋白质也可以被分解代谢，释放出能量。每1g食物蛋白质约产生4kcal的热
能。成人体内蛋白质约占体重的16%～19%。每日约有3%蛋白质进行代谢更
新，其中大部分用于合成新的组织蛋白质，只有一小部分分解成尿和其他代谢产
物排出体外。摄入的蛋白质经消化吸收后，成年人主要用于组织蛋白质更新；婴
幼儿、青少年、孕妇、乳母除维持组织蛋白质更新外，还要合成新组织。体内没
有多余的蛋白质储留，成年人维持氮平衡即可。为了维持成年人的氮平衡，每日
至少应从膳食中补充20g蛋白质。

当蛋白质供给不足时，蛋白质的更新愈合组织易受影响，肠黏膜及其分泌消
化液的腺体首先受累，结果引起消化不良，导致腹泻、失水、失盐，这常是蛋白
质营养不良的早期临床表现；继而肝脏受到影响，表现为脂肪浸润，不能合成血
浆蛋白，从而使血浆蛋白含量下降，尤其是清蛋白含量下降，最后导致水肿；进
一步发展到骨骼肌不能维持正常结构，肌肉萎缩以及骨骼异常导致贫血。结缔组
织、中枢神经系统受影响较小，但对处于旺盛发育期的婴幼儿，若蛋白质严重缺
乏，可以引起智力障碍。

二、蛋白质的种类

蛋白质主要由碳、氢、氧、氮四种化学元素组成，多数蛋白质还含有硫和
磷，有些蛋白质还含有铁、铜、锰、锌等矿物质。蛋白质内四种主要化学元素的
含量为：碳15%～55%、氢67%、氧21%～23.5%、氮15%～18.6%。在人体
内蛋白质氮元素含量较高，其他营养素含氮较少。因此，氮成了测量体内蛋白质
存在数量的标志。一般来说蛋白质的平均含氮量为16%，即人体内每6.25g蛋白
质含1g氮，所以，只要测定出体内含氮量，就可以计算出蛋白质的含量。从营
养价值出发，蛋白质分为三类：

1. 完全蛋白质

这类蛋白质所含的必需氨基酸种类齐全，数量充足，而且各种氨基酸的比例
与人体需要基本相符，容易吸收利用。完全蛋白质不但可以维持成年人的健康，
而且对儿童的成长和老年人的延年益寿均有很好的保健作用。如乳类中的酪蛋
白、乳白蛋白，蛋类中的卵白蛋白和卵黄磷蛋白，肉类、鱼类中的白蛋白和肌蛋
白，大豆中的大豆球蛋白，小麦中的麦谷蛋白和玉米中的谷蛋白等都是完全蛋
白质。

2. 半完全蛋白质

此类蛋白质中所含的各种必需氨基酸种类基本齐全，但含量不一，相互之间
比例不太合适。如果以它作为惟一的蛋白质来源，虽然可以维持生命，但促进生

长发育的功能较差。如小麦和大麦中的麦胶蛋白就属于这类。

3. 不完全蛋白质

此类蛋白质所含的必需氨基酸种类不全，质量也差。如用它作为膳食蛋白质惟一来源，既不能促进生长发育，维持生命的作用也很薄弱。如玉米中的玉米胶蛋白、动物结缔组织和肉皮中的胶原蛋白以及豌豆中的球蛋白等。

三、氨 基 酸

1. 必需氨基酸

体内各种不同类别的蛋白质，均由 20 种氨基酸组成。各种氨基酸对于机体都是必不可少的，但不是所有氨基酸都需直接由食物提供。大部分氨基酸可在人体内合成，但有 8 种氨基酸人体不能合成或合成的速度远不能适应机体的需要，必须从食物中获取。这 8 种氨基酸称为必需氨基酸，它们是异亮氨酸、亮氨酸、蛋氨酸（甲硫氨酸）、苯丙氨酸、苏氨酸、赖氨酸、色氨酸、缬氨酸。此外，组氨酸为婴儿所必需，因此，婴儿的必需氨基酸为 9 种。成人必需氨基酸的需要量约为蛋白质需要量的 20% ~ 37%，其作用分别为：

赖氨酸：促进大脑发育，是肝及胆的组成成分，能促进脂肪代谢，调节松果腺、乳腺、黄体及卵巢的功能，防止细胞退化；

色氨酸：促进胃液及胰液的产生；

苯丙氨酸：参与消除肾及膀胱功能的损耗；

蛋氨酸（甲硫氨酸）：参与组成血红蛋白、组织与血清，有促进脾脏、胰脏及淋巴的功能；

苏氨酸：有转变某些氨基酸达到平衡的功能；

异亮氨酸：参与胸腺、脾脏及脑下腺的调节以及代谢；脑下腺属总司令部作用于甲状腺、性腺；

亮氨酸：作用平衡异亮氨酸；

缬氨酸：作用于黄体、乳腺及卵巢。

2. 半必需氨基酸和条件必需氨基酸

非必需氨基酸并非不重要，只是人体可以合成或从其他氨基酸转变而来，它们对必需氨基酸的需要有一定的影响。例如体内的酪氨酸可由苯丙氨酸转变而成，胱氨酸可以由蛋氨酸转变而来。因此，当膳食中酪氨酸及胱氨酸的含量丰富时，体内不必用苯丙氨酸及蛋氨酸来合成这两种非必需氨基酸，则苯丙氨酸和蛋氨酸的需要量就可以得到保证。由于这种关系，有人将酪氨酸、胱氨酸等氨基酸称为"半必需氨基酸"。

必需氨基酸的需要量随年龄的不同也有差异。人体虽能够合成精氨酸和组氨酸，但通常不能满足正常的需要，因此，又被称为条件必需氨基酸，在幼儿生长期这两种是必需氨基酸。人体对必需氨基酸的需要量随着年龄的增加而下降，成人比婴儿显著下降。

　　3. 非必需氨基酸

　　非必需氨基酸指人（或其他脊椎动物）自己能由简单的前体合成，不需要从食物中获得的氨基酸。例如甘氨酸、丙氨酸等。

四、蛋白质的供给量和食物来源

　　1. 蛋白质的供给量

　　按照机体蛋白质的代谢率，蛋白质的摄取量是成人 0.8g/（kg·d），但由于我国膳食以植物性食物为主，蛋白质的推荐摄入量定为 1.16g/（kg·d）；按照膳食中蛋白质的能量供给量，应占总能量的 10%～15%，一般成人在 10%～12%，儿童、青少年在 12%～15% 为宜。

　　2. 食物来源

　　蛋白质的来源分为植物性蛋白质和动物性蛋白质，其中动物性蛋白质和植物大豆蛋白是优质蛋白质的主要来源，包括动物的肉、内脏、蛋、乳，大豆及其制品等。为改善膳食蛋白质的质量，膳食中应保证有一定数量的油脂蛋白质，一般要求动物性蛋白质和大豆蛋白质应占膳食蛋白质总量的 30%～50%。

第二节　脂　类

一、脂类的营养功能

　　1. 储能和供能作用

　　脂肪在体内的重要作用是供应和储能作用，因为脂肪是一种高热能的营养素，1g 脂肪在体内分解成二氧化碳和水并产生 9kcal 能量，比分解 1g 蛋白质或 1g 葡萄糖产生的能量高一倍多。

　　2. 构成一些重要的生理物质

　　脂肪是生命的物质基础，是人体内的三大组成部分（蛋白质、脂肪、碳水化合物）之一。磷脂、糖脂和胆固醇构成细胞膜的类脂层，胆固醇又是合成胆汁酸、维生素 D_3 和类固醇激素的原料。

　　3. 维持体温、保护内脏和缓冲外界压力

　　皮下脂肪可防止体温过多向外散失，减少身体热量散失，维持体温恒定。也可阻止外界热能传导到体内，有维持体温正常的作用。内脏器官周围的脂肪还有缓冲外力冲击保护内脏的作用。减少内部器官之间的摩擦 。

　　4. 提供必需脂肪酸

　　5. 脂溶性维生素的重要来源

　　食物脂肪中同时含有多种脂溶性维生素，如维生素 A、维生素 D、维生素 E、维生素 K 等。脂肪不仅是这类脂溶性维生素重要的食物来源，同时还可以促进这些维生素在肠道的吸收。

6. 增加饱腹感

食物脂肪由胃进入十二指肠时，可刺激产生肠抑胃素，使肠蠕动受到抑制，造成食物由胃进入十二指肠的速度相对放缓。食物中脂肪含量越多，胃排空的时间越长。

7. 改善食物的感官性状

脂肪作为食品烹饪加工的重要原料可以改善食物的色、香、味、形，达到增进食欲的良好作用。

二、脂类的组成

脂类是脂肪和类脂的总称。食物中的脂肪都是中性甘油酯，习惯上把在常温下为液体的脂肪称作油，其熔点低，主要是含不饱和脂肪酸的甘油酯；有些脂肪在常温下为固体，其熔点较高，主要是含饱和脂肪酸的甘油酯。类脂主要有磷脂、糖脂、胆固醇和胆固醇酯等。

1. 脂肪

脂肪是由一个甘油分子和三个脂肪酸分子组成的酯（也称甘油三酯）。构成甘油三酯的脂肪酸种类很多，目前已知存在于自然界的脂肪酸有 40 多种。人体内大部分脂肪存于脂肪组织中，主要以油滴状的微粒存在于细胞内胞浆中。

食物中的脂肪酸可以分为两类：饱和脂肪酸和不饱和脂肪酸。不饱和脂肪酸在碳链上相邻的两个碳原子间含有不饱和的双键。根据所含双键的多少可将不饱和脂肪酸分为单不饱和脂肪酸（只含有一个双键）和多不饱和脂肪酸（含有两个或两个以上双键）。一般说来，动物脂肪含饱和脂肪酸多；植物脂肪含不饱和脂肪酸多。

不饱和脂肪酸易被氧化，形成氧化物、过氧化物等。这类过氧化物是有力的氧化剂，可以破坏油脂中的脂溶性维生素等物质。

某些多不饱和脂肪酸为人体生长发育与正常生理活动所必需，但不能为人体所合成，必须靠食物供给，称为必需脂肪酸。必需脂肪酸具有促进生长发育和防止皮炎的双重作用。传统上，必需脂肪酸是指亚油酸、花生四烯酸和亚麻酸。虽然花生四烯酸具有与亚油酸相同的某些作用，但严格来说并不是必需脂肪酸，因为人体能将食物中的亚油酸转化为花生四烯酸。目前已肯定的必需脂肪酸是亚油酸和亚麻酸。

亚油酸主要来源于植物种子油，花生四烯酸来源于动物性脂肪，亚麻酸来源于大豆油。

2. 磷脂

除甘油三酯外，磷脂是体内含量最多的脂类。它具有多种形式，主要为甘油磷脂、卵磷脂、神经磷脂等。这类脂质中有一个脂肪酸被一个磷酸盐基团取代。甘油磷脂存在于各种组织、血浆中，并有小量储于脂肪组织。它是细胞膜的构成物质，并与机体的脂肪运输有关。卵磷脂又称为磷脂酰胆碱，存在于蛋黄和血浆中。神经鞘磷脂存在于神经鞘中。

3. 胆固醇

胆固醇是一种重要的固醇化合物。它存在于所有的动物中，是形成类固醇激素、胆盐、维生素 D 和细胞膜等必不可少的物质。胆固醇可在体内合成，主要是在肝脏和小肠内合成，合成的数量取决于人体的需要量和食物中的含量。

三、胆固醇的摄取

胆固醇是一种环戊烷多氢菲的衍生物。早在 18 世纪人们已从胆石中发现了胆固醇，1816 年化学家本歇尔将这种具脂类性质的物质命名为胆固醇。胆固醇广泛存在于动物体内，尤以脑及神经组织中最为丰富，在肾、脾、皮肤、肝和胆汁中含量也高。其溶解性与脂肪类似，不溶于水，易溶于乙醚、氯仿等溶剂。胆固醇是动物组织细胞不可缺少的重要物质，它不仅参与细胞膜的形成，而且是合成胆汁酸，维生素 D 以及类固醇激素的原料。

胆固醇主要来自人体自身的合成，食物中的胆固醇是次要补充。如一个 70kg 体重的成年人，体内大约有胆固醇 140g，每日大约更新 1g，其中 4/5 在体内代谢产生，只有 1/5 需从食物补充，每人每日从食物中摄取胆固醇 200mg，即可满足身体需要。胆固醇的吸收率只有 30%，随着食物胆固醇含量的增加，吸收率还要下降，200mg 大约相当于 1 个鸡蛋中的胆固醇含量或 3～4 个鸡蛋的胆固醇吸收量。专家建议每人每天摄入 50～300mg 胆固醇为佳。

四、脂类的供给量和食物来源

膳食脂类主要来源于动物的脂肪组织以及植物的种子。动物脂肪含饱和脂肪酸和单不饱和脂肪酸相对多，而多不饱和脂肪酸含量较少。植物油主要含不饱和脂肪酸。亚油酸普遍存在于植物油中，亚麻酸在豆油和紫苏油中较多，鱼贝类食物相对含二十碳五烯酸（EPA）和二十二碳六烯酸（DHA）较多。

含磷脂较多的食物有蛋黄、肝脏、大豆、麦胚和花生等。含胆固醇丰富的食物有动物脑、肝、肾等内脏和蛋类，肉类和乳类也含有一定量的胆固醇。

成人一般脂肪供能摄入量应控制在 20%～25% 的总热能摄入范围之内。必需脂肪酸的供能摄入量，一般认为应不少于总热量的 3%；脂肪摄入过多，可导致肥胖、心血管疾病、高血压和某些癌症发病率的升高。限制和降低脂肪的摄入，已成为发达国家以及我国许多地区预防此类疾病发生的重要措施。

第三节　碳水化合物

一、碳水化合物的营养功能

1. 供给能量

碳水化合物是供给人体能量的最主要、最经济的来源。它在体内可迅速氧化，及时提供能量。1g 碳水化合物可产生 4kcal 能量。脑组织、心肌和骨骼肌的活动需要靠碳水化合物提供能量。糖原是肌肉和肝脏内碳水化合物的储存形式，肝脏约储存机体内 1/3 的糖原。一旦机体需要，肝脏中的糖原便会分解为葡萄糖进入血液，提供机体尤其是红细胞、脑和神经组织对能量的需要。肌肉中的糖原只供自身的能量需要。体内的糖原储存只能维持数小时，必须从膳食中不断得到补充。母体内合成的乳糖是乳汁中的主要碳水化合物。

2. 构成机体

碳水化合物是细胞膜的糖蛋白、神经组织的糖脂以及传递遗传信息的脱氧核糖核酸（DNA）的重要组成成分。

3. 节约蛋白质

节约蛋白质作用是指机体如摄入足够量的碳水化合物，能预防体内或膳食中蛋白质分解成氨基酸，并通过糖原异生作用转化为葡萄糖。当体内碳水化合物供给不足时，身体为了满足自身对葡萄糖的需要，则通过分解蛋白质为氨基酸，通过糖原异生作用产生葡萄糖。由于脂肪一般不能转化为葡萄糖，所以主要动用体内蛋白质，甚至是器官中的蛋白质如肌肉、肝、肾、心脏中的蛋白质，易损害人体及各器官。

4. 糖原有保肝解毒作用

肝内糖原储备充足时，肝细胞对某些有毒的化学物质和各种致病微生物产生的毒素有较强的解毒能力。

二、碳水化合物的种类

碳水化合物也称糖类，是自然界存在最多、分布最广的一类重要的有机化合物，主要由碳、氢、氧所组成。营养学上一般将其分为四类：单糖、双糖、寡糖和多糖。单糖主要为葡萄糖、果糖和半乳糖；双糖是由两分子单糖缩合而成，天然存在于食品中常见的双糖有蔗糖、乳糖和麦芽糖等，其中乳糖只存在于乳和乳制品中，约占鲜乳的 5%；寡糖是指由 3 ~ 10 个单糖构成的一类小分子多糖，有一些不被人体利用的寡糖可被肠道的有益细菌如双歧杆菌所利用，从而促进这类菌群的生长繁殖而具有保健作用；多糖是由 10 个以上单糖组成的大分子糖，主要包括糖原、淀粉和膳食纤维。糖原也称动物淀粉，由肝脏、肌肉合成和储存，是一种含有许多葡萄糖分子的动物多糖。肝脏中储存的糖原可分解为葡萄糖以维持正常的血糖浓度，肌肉中的糖原可提供肌体运动所需要的能量，尤其是高强度和持久运动时的能量需要。因为动物性食物中糖原含量很少，因此不是碳水化合物的主要食物来源；淀粉主要储存在植物，薯类、豆类和谷类含有丰富的淀粉，是人类碳水化合物的主要食物来源；膳食纤维在第四节具体叙述。

三、碳水化合物的供给量和食物来源

膳食中的碳水化合物能量供给量，一般认为可占总能量的60%～70%。

膳食中的碳水化合物的主要来源是植物性食物，如谷类和薯类食物，蔬菜、水果除能提供少量单糖外，还是纤维素和果胶的主要来源。

第四节　膳　食　纤　维

20世纪70年代以前，膳食纤维被认为是膳食中的非营养物质或不利于营养素吸收的成分，人们并没有认识到它还有对健康有益的作用。20世纪80年代以来，膳食纤维与一些慢性疾病的关系，引起了研究者的广泛兴趣，有关东西方人群的生活方式、饮食习惯与疾病类型的各种论证被大量报道。经过近30年的实验研究与流行病学调查证实，膳食纤维与人体健康关系密切，对预防一些慢性疾病具有重要作用。可以说，膳食纤维对人体健康的意义是20世纪营养学最重要的发现之一。现在营养学界以及许多科技工作者对膳食中各种纤维成分的结构、理化特性与某些疾病的关系，仍在不断深入地进行理论与实践的研究。

一、膳食纤维的概念

膳食纤维是指存在于植物、不能被人体消化吸收、但对人体健康有重要意义的非淀粉多糖。人类消化道中没有分解这类多糖中 β - 糖苷键连接的酶，故其不能被人体消化吸收。包括纤维素、半纤维素、果胶、树脂、海藻多糖以及不属于多糖的木质素，它们是存在于植物细胞壁中的一类复杂混合物。大致可将膳食纤维分为非水溶性膳食纤维和可溶性膳食纤维两大类：

1. 非水溶性膳食纤维

非水溶性膳食纤维包括纤维素、半纤维素和木质素。它们是植物细胞壁的组成成分，来源于谷类和豆类。

2. 可溶性膳食纤维

可溶性膳食纤维包括果胶、海藻胶、豆胶及树胶等，以果胶为主，主要存在于植物细胞的细胞间质。果胶来源于水果和蔬菜的软组织，是最重要的一种可溶性膳食纤维，常作为增稠剂用于制作果冻、色拉调料、冰淇淋和果酱等加工食品，果胶在柑橘类和苹果中含量较多；海藻胶取自海藻；豆胶（如瓜尔豆胶、角

豆豆胶）是豆类植物储存于种子作为本身能源的多糖；树胶是植物受伤部位流出的黏性物质，其生化及物理性质与果胶相似，所以也列入膳食纤维一类。

二、膳食纤维的营养价值

膳食纤维虽然不能被人体消化、吸收和利用，但在体内具有重要的营养功能，是维持人体健康必不可少的物质，对身体健康和某些慢性疾病的预防具有非常重要的意义。

1. 改善大肠功能，预防结肠癌

充足的膳食纤维能促进大肠蠕动，使大肠肌肉保持健康和一定的张力，还能促进肠道中有益菌的生长繁殖，抑制有害菌生长，改善肠道的菌群平衡，同时其吸水能力很强，吸水后体积膨胀，从而软化粪便并增加粪便体积，有利于粪便排出；反之，膳食中缺乏膳食纤维，肠道蠕动减慢，粪便少而硬，会造成便秘，长期便秘会使肠内压增加，易患肠憩室病、痔疮，甚至引发结肠癌。西方国家肠憩室病患病率高达50%。目前，饮食中膳食纤维改善大肠功能、预防大肠癌的重要作用，已被大众认可。

根据 WHO 的广泛性国际研究，证明膳食纤维的摄入量与肠癌的患病率呈负相关。膳食过分精细、过量食肉、高脂肪膳食摄取过多，是导致结肠癌的重要原因之一。

2. 降低血清胆固醇、降血糖，预防心血管病和糖尿病

膳食纤维可吸附螯合胆汁酸、胆固醇等，减少肠壁对脂肪和胆固醇的吸收，并加快胆固醇和胆汁酸随粪便排出体外，因而有降血脂和降血清胆固醇的作用。在日常膳食中，适量增加膳食纤维，同时减少脂肪摄取，可减少机体对胆固醇的吸收，降低血清胆固醇的水平，从而达到预防动脉粥样硬化、冠心病等心血管病的目的。

膳食纤维可抑制小肠对糖的吸收，使血糖不至于因进食而快速升高，也还可减少糖尿病患者对胰岛素的依赖。研究发现，糖尿病患者摄入果胶或豆胶时，能观察到餐后血糖上升的幅度有所改善。如食用杂粮、麦麸、豆类和蔬菜等含膳食纤维较多的膳食时，糖尿病患者的糖尿水平和需要的胰岛素剂量都可减少。

3. 预防胆结石形成

大部分胆结石是由于胆汁内胆固醇过饱和所致，当体内胆汁酸与胆固醇含量失去平衡时，就会析出小的胆固醇结晶而形成胆结石。膳食纤维可降低胆汁酸和胆固醇的浓度，使胆固醇饱和度降低，从而减少胆石症的发生。

4. 防止能量过剩和减肥

膳食纤维有很强的吸水或结合水的能力，可以增加胃内容物的体积而增加饱腹感，延缓胃排空时间，从而减少食物与能量的摄入量，有利于控制体重，防止肥胖。

三、膳食纤维的供给量和食物来源

1. 膳食纤维的供给量

中国营养学会建议正常的成年人摄入膳食纤维 $25 \sim 30g/d$。

2. 膳食纤维的食物来源

膳食纤维主要来源于植物性食物，谷类、根茎类、豆类、蔬菜、水果中含量都很丰富，坚果中的含量也不少。如粮谷类的麸皮和米糠中含有大量纤维素、半纤维素，柑橘、苹果、香蕉、柠檬等水果和洋白菜、甜菜、豌豆、蚕豆等蔬菜含有较多果胶。

加工方法、食入部位及品种等不同，膳食纤维含量会不同。一般来说，胡萝卜、芹菜、荠菜、菠菜、韭菜等膳食纤维含量高于番茄、茄子等，菠萝、草莓膳食纤维含量高于香蕉、苹果等；同种蔬果的边缘表皮或果皮的膳食纤维含量高于中心部位，因此应尽可能将果皮和果肉同食；植物成熟度越高其膳食纤维含量越多；谷类加工越精细则所含膳食纤维越少；坚果中花生、核桃等膳食纤维含量较高。

西方国家的饮食习惯与中国不同，他们为了能提高膳食纤维的摄入量，提倡吃黑面包（全麦面包）。我国人民随着生活水平的提高，食物越来越精细，蔬菜和豆类的摄入量在减少，应该注意，并应强调多吃谷类为主的主食，多摄取富含膳食纤维的食物，从而预防慢性疾病的发生。

需要注意，长期摄入高膳食纤维的膳食，也会影响矿物质和维生素的吸收，以致发生铁、锌和钙的缺乏等营养问题。因此，膳食纤维的摄取要适量，符合中国营养学会的推荐量即可。

第五节　维　生　素

维生素是维持机体正常生理功能及细胞内特异性代谢反应所必需的一类微量低分子有机化合物。

虽然各类维生素的化学结构不同，生理功能各异，但它们都具有以下共同特点：①它们都是以本体的形式或可被机体利用的前体形式存在于天然食物中；②大多数维生素不能在体内合成，也不能大量贮存于组织中，所以必须经常通过食物供给。即使有些维生素（如维生素 K、维生素 B_6）能通过肠道细菌合成一部分，但也不能代替食物的供给；③它们不是构成各种组织的原料，也不能提供能量；④虽然每日生理需要量很少，然而在调节物质代谢过程中却起着非常重要的作用；⑤维生素常以辅酶或者辅基的形式参与酶的功能；⑥不少维生素具有几种结构相近、生物活性相同的化合物，如维生素 A 有维生素 A_1、维生素 A_2 等，维生素 D 有维生素 D_2、维生素 D_3、吡哆醇、吡哆醛、吡哆胺等。

根据维生素的溶解性可将其分为两大类：

1. 脂溶性维生素

脂溶性维生素包括维生素 A、维生素 D、维生素 E、维生素 K，它们不溶于水而溶于脂肪及有机溶剂（如苯、乙醚及氯仿等）中。在食物中它们常与脂类共存，其吸收与肠道中的脂类密切相关；主要储存于肝脏中。若摄取过多，可引起中毒；若摄取过少，可缓慢地出现缺乏症状。

2. 水溶性维生素

水溶性维生素包括 B 族维生素（维生素 B_1、维生素 B_2、维生素 PP、维生素 B_6、泛酸、生物素等）和维生素 C，与脂溶性维生素不同，水溶性维生素及其代表产物较易从尿中排出，体内有非功能性的单纯储存形式。当机体饱和后，新摄入的维生素从尿中排出；反之，若组织中的维生素枯竭，则摄入的维生素将大量被组织利用。从尿中排出的水溶性维生素一般无毒性，但极大量摄入时也可以出现毒性；如摄入过少，可较快地出现缺乏症状。

有些化合物，其活性极似维生素，曾被列入维生素类，通常称之为"类维生素"，如生物类黄酮，肉碱，辅酶 Q（泛醌）、肌醇、硫辛酸、对氨基苯甲酸、乳清酸和牛磺酸等。牛磺酸在保护视网膜、心肌，促进中枢神经系统发育和增强免疫功能方面起着重要作用；肉碱在能量代谢中起关键作用，新生儿（尤其早产儿）合成肉碱的能力很低，故食用配方食品的婴儿以及完全胃肠外营养者要注意补充肉碱和牛磺酸。

一、维 生 素 C

维生素 C，又名抗坏血酸，带有明显的酸味，纯净物为白色结晶。维生素 C 非常不稳定，在有氧存在或碱性环境中极易被氧化或水解，活性下降甚至丧失。铜、铁等金属离子可促进上述的氧化反应过程。因此，铜离子、三价铁离子的存在可加速维生素 C 的破坏。

（一）生理功能

（1）作为某些酶的辅助因子参与多种重要的生物合成过程，包括胶原蛋白、肉碱、某些神经递质和肽激素等。

（2）有很强的还原性，容易被氧化，可以捕捉和清除自由基，从而提高机体抗氧化系统的抗氧化功能，在保护 DNA、蛋白质和膜结构免受损伤方面具有重要作用。

（3）与重金属离子结合形成复合物，促进其排出体外，有排毒的作用。

（4）能够阻断体内致癌物亚硝胺的合成，预防癌症。

（5）促进铁的吸收、促进叶酸转变为四氢叶酸、促进抗体的形成。

（二）缺乏时表现的症状

轻度疲劳是维生素 C 缺乏的早期症状，严重缺乏会引起坏血病，患者多有体重减轻、四肢无力、衰弱、肌肉关节等疼痛、牙龈松肿、全身任何部位可能出现大小不等、程度不同的出血或瘀斑等症状。另外，维生素 C 缺乏还会引起胶原蛋白合成障碍，导致骨质疏松。

（三）供给量和食物来源

中国营养学会建议成年人的维生素 C 参考摄入量为 100mg/d。维生素 C 主要存在于新鲜的蔬菜和水果。蔬菜中的柿子椒、番茄、苦瓜、茼蒿、豆角、菠菜、豆芽、韭菜等含量最丰富，水果中的柑橘、柠檬、酸枣、红枣、山楂、猕猴桃等含量最多。另外，动物内脏中也含有少量维生素 C。

二、维 生 素 B_1

维生素 B_1 又称硫胺素、抗神经炎因子、抗脚气病因子，为白色结晶，极易溶于水。维生素 B_1 对酸、氧、光较稳定，但是在碱性环境中加热时，容易被破坏失活；某些食物成分中含有抗硫胺素因子，如鱼类及蕨类植物中的硫胺素酶可以破坏硫胺素分子；另外，一些蔬果如红皮甘蔗、菊苣、黑加仑以及茶和咖啡中含有多羟基酚类物质，它们也会使硫胺素失活，长期大量食用此类食物可能会出现硫胺素缺乏。

（一）生理功能

（1）构成辅酶，维持机体正常代谢。

（2）在维持神经、肌肉尤其是心肌的正常功能以及在维持正常食欲、促进胃肠蠕动和消化液分泌方面具有重要作用。

（二）缺乏时表现的症状

维生素 B_1 缺乏可引起脚气病，主要症状为多发性神经炎、消瘦或水肿以及心脏功能紊乱。但是由于酗酒引起的维生素 B_1 严重缺乏症为脑型脚气病综合征，主要症状为神经组织受损，出现记忆力消失、眼球震颤、精神错乱等，如不能及时治疗，病人常死于心力衰竭。

（三）供给量和食物来源

中国营养学会推荐维生素 B_1 的膳食参考摄入量为成年男子 1.4mg/d，成年女子 1.3mg/d，乳母 1.8mg/d。

维生素 B_1 广泛存在于天然食物。最为丰富的是葵花籽仁、花生、大豆、瘦猪肉，其次为小麦、玉米、小米、大米等谷类食物；鱼类、蔬菜、水果中含量较少。另外，谷类的外层维生素 B_1 含量丰富，适量食用未过度加工的谷物，可防止维生素 B_1 缺乏。

三、维 生 素 B_2

维生素 B_2 又称核黄素，为橙黄色针状结晶，带有微苦味，水溶性，在酸性溶液中对热稳定，在碱性环境中易于分解破坏。游离型核黄素对紫外光高度敏感，在酸性条件下可分解为光黄素，在碱性条件下光解为光色素而丧失生物活性。

（一）生理功能

（1）核黄素为多种黄素酶类的辅酶，参与集体的物质代谢。

（2）参与细胞的正常生长。在皮肤黏膜，特别是经常处于活动的弯曲部的细胞，损伤后再生需要核黄素。如果核黄素缺乏，小损伤也不易愈合，被视为核黄素缺乏的特殊表现。

（3）其他。核黄素与肾上腺皮质激素的产生、骨髓中红细胞的生成、以及铁的吸收、储存和动员有关。补充核黄素对防治缺铁性贫血有重要作用。

另外，近年来发现核黄素具有抗氧化活性。核黄素缺乏时常伴有脂质过氧化作用增加，而补充核黄素能抑制这个过程。

（二）缺乏时表现的症状

维生素 B_2 缺乏，会妨碍细胞的氧化作用，物质和能量代谢发生障碍，可引起多种病变如唇炎、舌炎、角膜炎、口角炎、脂溢性皮炎、视力疲劳等。

（三）供给量和食物来源

中国营养学会推荐的膳食维生素 B_2 参考摄入量为成年男子 1.4mg/d，成年女子 1.2mg/d。

广泛存在于天然食物。动物性食物，尤其动物肝脏、肾脏含量最高；其次是蛋类和乳类；大豆和各种绿叶蔬菜也有一定含量，其他植物性食物含量较低。

四、叶　　酸

叶酸又称为维生素 B_{11}、抗贫血因子等，广泛存在于自然界，尤其是绿叶蔬菜中。叶酸为亮黄色结晶状粉末，微溶于水，在热、光、酸性环境中均不稳定，在碱性和中性溶液中对热稳定。食物中的叶酸烹调加工损失率可达 50% ~90% 。

（一）生理功能

（1）参与核酸合成，在细胞分裂和繁殖中发挥重要作用。

（2）参与血红蛋白、肾上腺素、胆碱、肌酸等物质的合成。

（3）参与氨基酸之间的转化。如丝氨酸与甘氨酸互换、组氨酸转化为谷氨酸，同型半胱氨酸与蛋氨酸互换等。

（4）在脂质代谢中有一定作用。

（二）缺乏时表现的症状

叶酸的缺乏主要是由于摄入量不足、吸收利用不良、需要增加、排泄增多或破坏增加造成。缺乏时会出现：①巨幼红细胞性贫血；②高同型半胱氨酸血症（心血管疾病的重要危险因素）；③孕妇摄入叶酸不足时，胎儿易发生先天性神经管畸形。

（三）供给量和食物来源

中国营养学会推荐，成年人为 400μg DEF（叶酸当量）/d。

叶酸广泛存在于各种动、植物性食物。富含叶酸的食物有动物肝脏、肾脏、鸡蛋、豆类、酵母、绿叶蔬菜、水果及坚果等。

五、维　生　素　A

维生素 A 又称视黄醇，是第一种被发现的维生素，大多数存在于动物性食物中。存在于哺乳动物及海水鱼的肝脏中，即为视黄醇，称为维生素 A_1；存在于淡水鱼的肝脏中，即为 3 - 脱氢视黄醇，称为维生素 A_2。维生素 A_2 的生物活性只有维生素 A_1 的 40%。

植物性食物能够提供维生素 A 的前体物质。植物体内存在的黄、红色素中很多是胡萝卜素，多为类胡萝卜素，其中最重要的是 β - 胡萝卜素，它常与叶绿素并存。类胡萝卜素还包括 α - 胡萝卜素、γ - 胡萝卜素、玉米黄素等，他们也能分解成为维生素 A。凡是能够形成维生素 A 的类胡萝卜素均称为维生素 A 原。

油脂在酸败过程中，所含的维生素 A 和胡萝卜素受到严重破坏，但食物中的磷脂、维生素 E 和维生素 C 等抗氧化剂，能够提高维生素 A 和胡萝卜素的稳定性。

（一）生理功能

1. 维持正常视觉

维生素 A 能促进视觉细胞内感光物质的合成与再生，以维持正常视觉。人视网膜的杆状细胞内含有感光物质视紫红质。它由 11 - 顺式视黄醛和视蛋白缩合而成。视紫红质对光敏感，当其被光照射时可引起一系列变化，经过各种中间结构，最后由 11 - 顺式视黄醛转变为全反式视黄醛，同时释放出视蛋白，引发神经冲动，此时即能看见物体，这一过程称为光适应。人若进入暗处，因视紫红质消失，故不能见物，只有当足够的视紫红质再生后才能在一定照射光下见物，这一过程称为暗适应。暗适应的快慢取决于照射光的波长、强度和照射时间，同时也取决于体内维生素 A 的营养状况。维生素 A 缺乏最早的症状是暗适应能力下降，即在黑夜或暗光下视力减退，暗适应时间延长，严重者可致夜盲症。

2. 维持上皮细胞的正常生长与分化

维生素 A 在维持上皮细胞的正常生长与分化中起着重要作用，其中 9 - 顺式视黄酸和全反式视黄酸在细胞分化中的作用尤为重要。在视黄酸异构体与它们的核受体结合后，既能刺激也能抑制基因表达，从而对细胞分化起着调控作用。维生素 A 缺乏最明显的一个结果是干眼症，患者眼结膜和角膜上皮组织变性，泪腺分泌减少，可导致结膜皱纹、失去正常光泽、浑浊、变厚、变硬，角膜基质水肿、表面粗糙浑浊、软化、溃疡、糜烂、穿孔；患者常感眼睛干燥，怕光、流泪，发炎、疼痛，发展下去可导致失明。维生素 A 缺乏除了引起眼部症状外，还会引起机体不同组织上皮干燥、增生及角化，甚至出现各种其他症状。比如，皮脂腺及汗腺角化，出现皮肤干燥，在皮囊周围角化过度，发生毛囊丘疹与毛发脱落；呼吸、消化、泌尿、生殖上皮细胞角化变性，破坏其完整性，容易遭受细菌侵入，引起感染。

3. 维持骨骼正常生长发育

维生素 A 不足或缺乏时，成骨细胞与破骨细胞之间的平衡被打破，可因成骨活动增强而使骨质过度增生，甚至可以压迫到有关神经。如耳内迷路囊内过多的新骨形成，可压迫听觉神经，引起耳聋。另一方面，维生素 A 缺乏时，机体对已形成的骨质不能吸收。结果骨质增厚，骨腔变小，颅骨的过度增生的变厚也会干扰其他颅神经，引发机体疾病。

4. 促进生长与生殖

缺乏维生素 A 会出现生长停滞，还会影响雄性动物精子的形成、雌性动物雌激素分泌周期性变化消失，不能受孕，或产下胎儿畸形和死亡。

5. 其他

维生素 A 能够延缓或阻止癌前病变、防止化学致癌剂的作用，特别对于上皮组织肿瘤，有较好的辅助治疗效果。β - 胡萝卜素具有抗氧化作用，对防止脂质过氧化，预防心血管疾病和肿瘤，以及延缓衰老均有重要意义。另外，维生素 A 对于提高机体免疫功能也有重要作用。

（二）缺乏和过量时表现的症状

长期缺乏维生素 A，学龄前儿童的主要症状为夜盲症，甚至失明。另外，维生素 A 缺乏还会发生皮肤角质化、鱼鳞癣等，以及味觉减退、恶心、畸形、不育等。

维生素 A 过量摄入，可引起中毒。急性中毒主要表现为嗜睡或过度兴奋、头痛、呕吐等；慢性中毒首先是体重下降，继而出现皮肤干燥、脱屑、唇和口角常皲裂和鼻出血、毛发枯干、易脱发和骨痛等。

（三）供给量和食物来源

中国营养学会推荐维生素 A 的 RNI 为成年男性 800μg（视黄醇当量）/d，女性 700μg（视黄醇当量）/d。

维生素 A 在动物性食物中含量丰富，最好的来源是各种动物肝脏、鱼肝油、鱼卵、全乳、奶油、禽蛋等；植物性食物只含类胡萝卜素，最好来源是深色蔬菜和水果，如菠菜、胡萝卜、韭菜、空心菜、莴笋叶、芹菜叶、豌豆苗、红心红薯、辣椒及水果中的芒果、杏、香蕉及柿子等。另外，补充维生素 A 制剂时，要注意在医生的指导下进行，用量不能过大，否则容易引起中毒。

六、维 生 素 E

维生素 E 又名生育酚，是所有具有 α - 生育酚生物活性的生育酚和生育三烯酚及其衍生物的总称。自然界共有两类 8 种化合物，即 α-生育酚、β-生育酚、γ-生育酚、δ-生育酚、α-生育三烯酚、β-生育三烯酚、γ-生育三烯酚、δ-生育三烯酚，其中 α-生育酚的生物活性最高，故通常以 α-生育酚作为维生素 E 的代表。

α-生育酚是黄色油状液体，溶于脂肪，对热及酸稳定，对碱不稳定，对氧十分敏感，油脂酸败加速维生素 E 的破坏。食物中维生素 E 在一般烹调时损失不大，但油炸时维生素 E 活性明显降低。

（一）生理功能

1. 抗氧化作用

维生素 E 是高效抗氧化剂，在体内保护细胞免受自由基损害。维生素 E 与超氧化物歧化酶、谷胱甘肽过氧化物酶一起构成体内抗氧化系统，保护生物膜上多烯脂肪酸、细胞骨架及其他蛋白质的巯基免受自由基攻击。维生素 E 缺乏可导致细胞抗氧化功能发生障碍，引起细胞损伤，这一功能与其抗动脉硬化、抗癌、改善免疫功能及延缓衰老等过程有关。

在非酶抗氧化系统中维生素 E 是重要的抗氧化剂，其他还有类胡萝卜素、维生素 C、硒和谷胱甘肽等。生育酚分子与自由基发生反应后，可生成生育酚羟自由基，此化合物又可被维生素 C、谷胱甘肽以及辅酶 Q 重新还原生成生育酚。

2. 保持红细胞完整性

膳食中缺少维生素 E，可引起红细胞数量减少及其生存时间缩短，引起溶血性贫血，故临床上常被用于治疗溶血性贫血。

3. 调节体内某些物质合成

维生素 E 是维生素 C、辅酶 Q 合成的辅助因子，也可能与血红蛋白的合成有关。

4. 抗衰老

随着年龄增长体内脂褐质不断增加，脂褐质俗称老年斑，是细胞内某些成分被氧化分解后的沉积物。补充维生素 E 可减少脂褐质形成，改善皮肤弹性，使性腺萎缩减轻，提高免疫能力。因此，维生素 E 在预防衰老中的作用被日益重视。

5. 其他

维生素 E 与精子生成和繁殖能力有关，但与性激素分泌无关；有研究表明，维生素 E 还具有降低胆固醇水平、抑制肿瘤的作用。

（二）缺乏与过量时表现的症状

维生素 E 缺乏时，会出现生殖障碍、肌肉营养不良、神经系统功能异常、循环系统损害等症状。

大剂量摄取维生素 E，会抑制生长、干扰甲状腺功能及血液凝固，甚至可引起中毒，如视觉模糊、头痛、极度疲乏等。自行补充维生素 E 制剂，每日摄入量以不超过 400mg 为宜。

（三）供给量和食物来源

维生素 E 在大自然中分布甚广，一般情况下不会缺乏。维生素 E 良好的食物来源是植物油、麦胚、坚果、豆类、绿色叶菜等；绿色植物中维生素 E 的含量普遍高于黄色植物。

七、维 生 素 D

维生素 D 是类固醇的衍生物，又名抗佝偻病维生素，以维生素 D_3（胆钙化醇）和维生素 D_2（麦角钙化醇）两种形式最为常见，维生素 D_3、维生素 D_2 称为维生素 D 原。维生素 D 对热、碱较稳定，通常的烹调方法对其影响不大。但是脂肪酸败会引起维生素 D 的破坏。

（一）生理功能

1. 促进小肠黏膜对钙的吸收

运至小肠黏膜的活性维生素 D_3 进入小肠黏膜细胞，并在该处诱导合成一种特异的钙结合蛋白，这种蛋白质能把钙从刷状缘处通过主动转运透过黏膜细胞进入血液循环。

2. 促进骨骼钙化

促进和维持血浆中适宜的钙、磷浓度，使钙、磷沉积于骨骼组织，完成骨骼钙化。

3. 促进肾小管对钙、磷的重吸收

通过促进重吸收，减少钙、磷的流失，从而保持血浆中的钙、磷浓度。

4. 其他

维生素 D 还具有促进细胞分化、增殖和生长，对皮肤病有潜在的治疗作用；另外还具有免疫调节作用。

（二）缺乏时表现的症状

人体缺乏维生素 D 有两个主要原因，即膳食摄入缺乏维生素 D 和日光照射不足。

婴幼儿缺乏维生素 D 可引起佝偻病；成人缺乏使成熟骨钙化不完全，表现为骨质软化症；老年缺乏易出现骨质疏松症。

1. 佝偻病

维生素 D 缺乏时，由于骨骼不能正常钙化，易引起骨骼变软和弯曲变形，如幼儿刚学会走路时，身体重量使下肢骨弯曲，形成 X 形腿或 O 形腿，胸骨外凸；肋骨与肋软骨连接处形成肋骨串珠；囟门闭合延迟、骨盆变窄和脊柱弯曲；由于腹部肌肉发育不良，易使腹部膨出；牙齿方面，出牙推迟，恒牙稀疏、凹陷，容易发生龋齿。佝偻病发病程度各地不一，我国北方较南方高，与婴儿日照不足有关。

2. 骨质软化症

成人，尤其是孕妇、乳母和老人在缺乏维生素 D 和钙、磷时容易发生骨质软化症，主要表现为骨质软化、容易变形。孕妇骨盆变形可导致难产。

3. 骨质疏松症

老年人由于肝肾功能降低、胃肠吸收欠佳、户外活动减少，故体内维生素 D 水平常常低于年轻人。骨质疏松症及其引起的骨折是威胁老年人健康的主要疾病之一。

4. 手足痉挛症

缺乏维生素 D、钙吸收不足、甲状腺功能失调或其他原因造成血清钙水平降低时可引起此症，表现为肌肉痉挛、小腿抽筋、惊厥等。

（三）供给量和食物来源

维生素 D 的供给量必须与钙、磷的供给量一起来考虑。在钙、磷供给量充足的条件下，儿童、少年、孕妇、乳母、老人维生素 D 的供给量均是每人每天 $10\mu g$，16 岁以上成人为 $5\mu g$。

经常晒太阳是人体廉价获得充足有效的维生素 D_3 的最好途径，成年人只要经常接触阳光，在一般膳食条件下一般不会发生维生素 D 缺乏病。

维生素 D 主要存在于海鱼、动物肝脏、蛋黄、奶油、干酪等动物性食物，鱼肝油中的天然浓缩维生素 D 含量很高。

第六节　水

一切生物体内都含有水，若没有水，地球上的生命就不存在了，人体的任何一个细胞都不能缺乏水。水是人体内数量最多的营养素，是一切生命必需的物质，在生命活动中发挥重要功能。成年人体内的水大约占体重的 60%，分布于细胞内外，维持人体内环境的稳定。水又是重要的运输载体，人体内的营养物质和代谢废物的运输都是通过血液循环实现的，而血液中的水含量达 80% 以上。水还是生物体内良好的溶剂，能促进体内化合物的分解，并促进化学反应的进行。水也是膳食的重要组成部分，不摄入食物而有水摄入时，生命可维持长达数周；无食物摄入、又无水摄入，当人体失去其机体含水量的 20%，很快就会死亡，可见水对于维持生命的重要。

水占成年人体重的 60%～65%，体内水分随年龄增长和人体脂肪组织的增加而减少，介于 50%～75% 之间。初生儿为 75%，60 岁的老人下降到 50%。水是人体内一切细胞的成分，不同组织含量不一样。血液中含水量为 80%，肌肉为 72%，脂肪为 20%～35%，骨骼为 25%，牙齿仅含水 10%。

水是人体各种细胞和体液的重要组成部分，人体的许多生理活动一定要有水的参与才能进行。作为运输媒介，它可以将氧气和各种营养素直接或间接地带给人体各个组织器官，并将新陈代谢的废物和有害有毒的物质通过大小便、出汗、呼吸等途径及时排出体外。水是人体的润滑剂，使人体各种组织器官运动灵活、食物能够被吞咽。水还有调节人体酸碱平衡和体温的重要作用等。因此，水是维持人体生命的极其重要的营养素。

一、水的营养功能

（1）细胞和体液的重要组成成分　水是维持生命、保持细胞形态、构成各种体液所必需的。

（2）促进物质代谢　水作为良好的溶剂，有利于各种物质的溶解，参与各种生化反应，参与物质代谢，保证体内各种生理活动的正常进行。

（3）调节体温　人体可以通过调节出汗来调节体温。

（4）润滑作用　水是人体体腔、关节、肌肉的润滑剂。泪液可防止眼球干燥，唾液及消化液有利于咽部润滑和胃肠消化，内脏和内脏之间，也都需要水来润滑保护。

二、人体对水的需要量

人体对水的需要量受代谢、年龄、气温、体力活动、膳食等因素影响，变化很大。通常年龄越小，温度越高、运动越剧烈，则每千克体重需要的水量相对越多。一个体重60kg的成人每天与外界交换的水量约2.5kg，即相当于每千克体重约40mL水；婴儿所需水量是成人的3~4倍。但是为了保证人体健康，需要每天排出水和摄入水保持基本相等，称为"水平衡"。人体不断进行新陈代谢，为维持内环境的稳定，水分摄入与排出保持平衡十分必要，体内水的排泄途径有肾、肺、皮肤和消化道等，其中肾的排出最为重要；水的来源则是通过饮水（包括白开水、茶、饮料、各种汤等，每日约1200mL）、食物中的水（每日约1000mL）、机体代谢水（即来自体内碳水化合物、脂肪、蛋白质代谢时氧化产生的水，每日约300mL）三条途径获得，分别占到每天蓄水量的50%、30%~40%、10%~20%（表2-1）。

表2-1　　　　　　　　健康成年人一日的水平衡

摄入方式	摄入量/mL	排出途径	排出量/mL
饮水	1200	肾脏（尿液）	1500
食物	1000	皮肤（蒸发）	500
代谢水	300	肺部（呼气）	350
		大肠（粪便）	150
总量	2500	总量	2500

第七节 矿 物 质

矿物质是存在于食品中的各种元素中，除组成有机化合物的碳、氢、氧、氮之外，其余各种元素的统称，又称无机盐或灰分。

1. 矿物质的分类

营养学上根据矿物质在人体内含量的多少将其分类为常量元素和微量元素。常量元素又称宏量元素，含量大于体重的 0.01%、每日膳食需要量在 100mg 以上，有钙、磷、钾、钠、氯、硫、镁 7 种；微量元素又称痕量元素，在人体内浓度很低，含量小于体重的 0.01%、每人每日膳食需要量为微克至毫克级别，但有一定的生理功能。人体必需的微量元素有铁、锌、硒、碘、钼、铜、钴、铬共 8 种。

2. 矿物质的特点

(1)在体内不能合成，必须从食物和饮水中摄取。摄入体内的矿物质经机体新陈代谢，每天都有一定量随粪、尿、汗、头发、指甲及皮肤黏膜脱落而排出体外，因此，矿物质必须不断由膳食供给；

(2)矿物质在体内分布极不均匀。如钙和磷主要分布在骨骼和牙齿，铁分布在红细胞，碘分布在甲状腺，钴分布在造血系统，锌分布在肌肉组织等；

(3)矿物质相互之间存在协同或拮抗作用；

(4)某些微量元素在体内虽需要量很少，但因其生理剂量与中毒剂量范围较窄，摄入过多易产生毒性作用。

3. 矿物质的生理功能

矿物质的生理功能主要是构成集体组织和调节生理机能、维持人体正常代谢两大功能。

(1)构成机体组织的重要组分，如骨骼、牙齿中的钙、磷、镁，蛋白质中的硫、磷等；

(2)细胞内外液的成分，如钾、钠、氯与蛋白质一起，维持细胞内外适宜的渗透压，使组织能潴留一定量水分；

(3)维持体内酸碱平衡，如钾离子、钠离子、氯离子和蛋白质的缓冲作用；

(4)参与构成功能性物质，如血红蛋白中的铁、甲状腺素中的碘，超氧化物酶中的锌，谷胱甘肽过氧化物酶中的硒等；

(5)维持神经和肌肉的正常兴奋性及细胞膜的通透性。

一、钙

钙是人体含量最多的无机元素，含量仅次于碳、氢、氧、氮，居体内元素含量的第五位。成人体内含钙总量约为 1200g，约占体重的 2%，其中约 99% 主要以羟基磷灰石和磷酸钙的形式集中在骨骼和牙齿，约 1% 以游离状态或结合状态存在于软组织、细胞外液及血液中，统称为混溶钙池。骨骼中的钙与混溶钙池中的钙维持动态平衡，即骨骼中的钙不断地从破骨细胞中释放出来进入混溶钙池，而混溶钙池中的钙又不断沉积于成骨细胞。这种钙的更新量在成年人体内每日约为 700mg，钙的更新速率随年龄的增长而减慢，如幼儿的骨骼每 1～2 年更新一次，成人更新一次需要 10～12 年，40 岁以后，骨骼中的钙等矿物质逐渐减少，可能出现骨质疏松。

1. 吸收与代谢

膳食中的钙主要在 pH 较低的小肠上段吸收。钙的吸收是一个需要能量的主动运输过程，需要维生素 D 的参与。人体对钙的吸收很不完全，通常有 70%～80% 不被吸收而被粪便排出，这主要是因为钙与食物中的植酸、草酸、脂肪酸等形成不溶性的钙盐所致。

有利于钙吸收的因素为存在维生素 D、某些氨基酸、乳糖和恰当的钙磷比例。维生素 D 是促进钙吸收的主要因素，某些氨基酸如赖氨酸、色氨酸、精氨酸可与钙形成可溶性钙盐，有利于吸收；膳食中的钙磷比例儿童以 2∶1 或 1∶1、成人以 1∶1 或 1∶2 为宜；乳糖经肠道菌发酵产酸，降低了肠内 pH 值，与钙形成的乳酸钙复合物可增强钙的吸收。

不利于钙吸收的因素主要是谷物中的植酸及某些蔬菜中的草酸、磷酸，因在肠腔内与钙结合形成不溶性钙盐，减少钙的吸收；过量的膳食纤维能够与钙结合；未被吸收的脂肪酸可与钙结合形成脂肪酸钙，这些均影响钙的吸收。此外，抗酸药、四环素等药物的摄入也不利于钙的吸收。

钙的吸收还与年龄有关，随着年龄的增长吸收率下降。婴儿钙的吸收率超过50%，儿童约 40%，成年人只有 20% 左右。一般在 40 岁以后，钙吸收率逐渐下降，老年人骨质疏松与此有关。另外，钙的吸收还与机体需要量有关，人体需要量大时，钙的吸收率高，如妊娠期、哺乳期和青春期；当需要量小时，钙的吸收率随之下降。

2. 生理功能

(1) 形成骨骼和牙齿　体内的钙约 99% 集中在骨骼和牙齿，钙是骨骼和牙齿的重要成分。成骨细胞与黏多糖等构成骨基质，羟基磷灰石及磷酸钙沉积于骨基质，形成骨骼和牙齿。

(2) 维持肌肉和神经的正常活动　钙离子与神经和肌肉的兴奋、神经冲动的传导、心脏的正常搏动等生理活动有密切关系。如血清钙离子浓度降低时，神经、肌肉的兴奋性增高，导致手足抽搐；反之，会损害肌肉的收缩功能，引起心脏和呼吸衰竭。

(3) 参与凝血　钙能够激活凝血酶原，使之变为凝血酶。

(4) 其他　钙在人体中还参与调节或激活多种酶的活力作用，如 ATP 酶、脂肪酶、蛋白质分解酶等。钙对细胞的吞噬、激素的分泌也有影响。

3. 典型缺乏症

（1）佝偻病　主要表现为骨骼病变，发生在儿童青少年，是由缺钙和缺维生素 D 双重因素所致。影响佝偻病发生的因素有：①地区因素：北方日照少，患病率高；高原紫外线强，发病率低；②年龄因素：年幼儿童易患佝偻病，3～18 个月儿童患病率最高；③城乡因素：城市儿童因户外活动少，易患佝偻病；④季节因素：冬春日照短，发病率增高；⑤居住因素：室外活动少者易患佝偻病；⑥喂养因素：婴儿喂养以母乳最佳，母乳中所含钙磷比例合适，易于吸收，其他以代乳品喂养的儿童易患佝偻病；⑦生长因素：如营养条件过好，儿童体重超过正常水平，而此时钙的摄入相对不足，不能满足骨骼生长发育的需求，也可致佝偻病。

（2）骨质疏松症　主要发生在成年人，尤其是中老年人。

（3）肌肉痉挛　血钙水平低于 1.75mmol/L 时，神经肌肉的兴奋性升高，会出现抽搐等症状。

4. 供给量和食物来源

针对我国居民钙摄入量不足的状况，并且考虑到我国膳食以谷类食物为主，蔬菜摄入较多，而植物性食物中含有较多草酸、植酸、膳食纤维等影响钙吸收的成分，2000 年中国营养学会对钙的供给量作了合理调整，成人钙的 AI 修订为 800mg/d，对婴幼儿、儿童、孕妇、乳母、老人均适当增加钙的供给量，见表2－2。UL 为 2000mg/d。

钙的食物来源有乳和乳制品、鱼类、蛋类、坚果种子类、全谷类、豆类、绿色蔬菜等。

乳和乳制品不仅含钙丰富，而且含有乳糖和氨基酸，可以促进钙的吸收，是钙的最好食物来源。

另外还要注意，适当增加户外活动。

表 2－2　　　　　　　　中国居民膳食钙参考摄入量（DRIs）　　　　　　单位：mg/d

年龄/岁	0～	0.5～	1～	4～	11～	18～	50～	孕早	孕中	孕晚	乳母
AI	300	400	600	800	1000	1000	1000	800	1000	1200	1200
UL	—	—	2000	2000	2000	2000	2000	2000	2000	2000	2000

此外，豆类和豆制品、虾皮、海带、坚果、绿色蔬菜等也是钙的良好来源。

二、铁

铁是人体必需、也是人体含量最多的微量元素，人体内的铁含量随年龄、性别、营养状况、健康状况的不同而有个体差异。一般成人体内含铁总量为 3～5g，其中70%存在于血红蛋白、肌红蛋白、血红素酶类、辅助因子及运载铁中，称为功能性铁，30% 作为贮存铁，主要以铁蛋白、含铁血黄素的形式存在于肝、脾、骨髓中。正常男性的贮存铁约为 1000mg，成年女性仅为 300～400mg。

1. 吸收与代谢

食物中的铁大部分为三价铁，在胃酸作用下还原成二价铁后，在十二指肠和空肠被吸收。进入小肠黏膜细胞的铁，与脱铁蛋白结合形成铁蛋白，储存于黏膜细胞中。当身体需要铁时，铁即从铁蛋白中释放出来，与运铁蛋白结合，进入血液循环，运往需要铁的组织中。失去铁的脱铁蛋白重新与新吸收的铁结合为铁蛋白，当肠黏膜细胞中铁蛋白的量逐渐升高达到饱和时，铁的吸收相应减少，最后停止。

食物中的铁有血红素铁和非血红素铁两种类型。血红素铁是与血红蛋白及肌红蛋白中的卟啉结合的铁，可被小肠黏膜细胞直接吸收，不受植酸等因素的影响，吸收率高达 25%；非血红素铁主要以 $Fe(OH)_3$ 的形式存在于植物性食物中，此类铁必须先被还原为 Fe^{2+}，才能被吸收，影响因素较多，故吸收率较低，只有 5% 左右。维生素 C 具有酸性和还原性，能将 Fe^{3+} 还原为 Fe^{2+}，在低 pH 条件下，可与 Fe^{2+} 形成可溶性螯合物，利于铁的吸收；半胱氨酸也有类似作用；枸橼酸、乳酸、丙酮酸、琥珀酸等与铁形成可溶性小分子络合物，提高铁的吸收率；膳食含钙量高时，可除去干扰铁吸收的植酸、草酸和磷酸，增加铁的吸收。另外，铁的吸收还与体内铁的需要量和贮存量有关，需要量多、贮存量少时铁的吸收率高，反之则低。

机体对铁的排泄能力有限，成人每天约排出铁 0.90～1.05mg，其中 90% 经粪便排出，尿液排出量极少。另外，月经、出血等也是铁的排出途径。

2. 生理功能

(1) 参与氧气运输和组织呼吸过程　铁在体内与蛋白质结合构成血红蛋白、肌红蛋白以及某些呼吸酶，血红蛋白与氧进行可逆性结合，使血红蛋白具有携带氧的功能，参与体内二氧化碳的转运、交换和组织呼吸。过氧化物酶、过氧化氢酶、细胞色素氧化酶等含铁酶类在组织呼吸过程中借助铁离子价数的变化传递电子，促进生物氧化。

(2) 维持正常的造血功能　铁在骨髓造血细胞中与卟啉结合形成高铁血红素，再与珠蛋白合成血红蛋白，以维持正常的造血功能。

(3) 其他　促进 β – 胡萝卜素转化为维生素 A，促进嘌呤和胶原的合成，促进抗体生成等。

3. 典型缺乏症

铁缺乏会引起缺铁性贫血，是一种常见的、世界性的营养缺乏病，造成铁缺乏的主要原因是铁摄入不足、膳食铁的生物利用率低、机体对铁的需要量增加（或丢失增加）。铁缺乏现象在婴幼儿、孕妇及乳母中更易发生，应特别予以注意。铁缺乏的后果：

（1）贫血，皮肤苍白、易疲劳、头晕，工作和学习能力明显下降；

（2）机体免疫力和抗感染能力下降，在寒冷环境下保持体温的能力受损；

（3）增加铅的吸收，国外调查发现，铁缺乏幼儿铅中毒发生率比无铁缺乏儿童高 3～4 倍。

4. 供给量和食物来源

铁在体内代谢过程中，可被机体反复利用，一般肠道分泌和皮肤、消化道、尿道上皮脱落损失少量外，铁排出的量很少，从膳食中吸收少量加以补充，即可满足机体需要。中国营养学会推荐，铁的摄入量成年男性为 12mg/d；成年女性 15mg/d；孕妇及乳母 18mg/d；4 个月以上婴儿原有的铁贮存已经耗尽，而乳类铁含量低，应注意补充含铁丰富的食物，每日需补充 6mg 以上铁。

动物性食物铁的含量和吸收率均较高，是膳食铁的良好来源，主要有动物肝脏、全血、畜禽肉类、鱼类等。蔬菜中铁含量低，利用率也不高。

三、锌

锌在人体约含 1.4～2.3g，约为铁含量的一半。一切器官都含锌，皮肤、骨骼、头发、内脏、前列腺、生殖腺和眼球的含量都很丰富，发锌可反映膳食中锌的长期供给水平。按单位重量含锌量计算，以视网膜、脉络膜、前列腺为最高，其次为骨骼、肌肉、皮肤、肝、肾、心、胰、脑和肾上腺等。锌主要存在于骨骼和皮肤中（包括头发），血液中 75%～85% 的锌分布在红细胞中，3%～5% 在白细胞中，其余在血浆中。

1. 吸收与代谢

锌由小肠吸收，吸收率为 20%～30%。食入锌 15min 后开始被吸收，初始集中于肝，然后分布到其他组织。4h 后血浆中锌的浓度达到最高峰。血浆中的锌大部分与白蛋白及 α–巨球蛋白结合，随血液进入门静脉循环，分布于各器官组织。锌与清蛋白形成复合物很易被组织吸收。机体对锌的吸收与肠腔锌的浓度有关，体内缺锌时吸收率增高。许多因素可影响膳食中锌的吸收。植物性食物中的鞣酸、植酸和纤维素等均不利于锌的吸收；铁抑制锌的吸收；酗酒可妨碍锌的吸收。动物性食物中的锌生物利用率较高；某些药物如碘喹啉、苯妥英钠和维生素 D 均能促进锌的吸收。

锌主要从肠道排出，少量由尿排出。肾脏和皮肤也可排出少量。夏日炎热多汗或病理性发汗，锌大量丢失，可能发生体内的锌的不足。

2. 生理功能

锌对生长发育、免疫功能、物质代谢和生殖功能等均具有重要的作用。

（1）金属酶的组成成分或酶的激活剂　体内约有 200 多种含锌酶，其中主要的含锌酶有超氧化物歧化酶、苹果酸脱氢酶、碱性磷酸酶、乳酸脱氢酶等，这些酶在参与组织呼吸、能量代谢及抗氧化过程中发挥重要作用。锌为维持 RNA 多聚酶、DNA 多聚酶及逆转录酶等酶活力所必需的微量元素。

（2）促进生长发育与组织再生　锌参与蛋白质合成及细胞生长、分裂和分化等过程，与生长发育有密切关系。锌可直接参与基因表达调控，从而影响生长发育。锌还促进性器官和性机能的正常发育。

（3）促进机体免疫功能　锌对于保证免疫系统的完整性是必需的。缺锌可引起胸腺萎缩、胸腺激素减少、T 细胞功能受损及细胞介导的免疫功能改变。

（4）维持细胞膜结构和功能　锌可与细胞膜上各种基团、受体等作用，增强膜稳定性和抗氧自由基的能力。

（5）其他　锌与唾液蛋白质合成味觉素可增进食欲，缺锌可影响味觉和食欲，甚至产生异食癖；锌对皮肤和视力具有保护作用，缺锌可引起皮肤粗糙和上皮角化。

3. 典型缺乏症

（1）生长发育障碍，孕期严重缺锌可使胚胎出现畸形，婴儿出生后缺锌可导致侏儒症；

（2）性发育障碍与性功能低下，因为锌促进激素分泌并参与其调节功能；

（3）味觉及嗅觉障碍，异食癖和食欲缺乏是公认的缺锌症状；

（4）伤口愈合不良；

（5）免疫功能减退，反复出现感染。

4. 供给量与食物来源

成年人每日摄入 10～20mg 的锌即可维持需求平衡或略呈正平衡。孕妇乳母的需要量比成人高一倍。中国营养学会 2000 年推荐锌的 RNI 为成年男性 15mg/d，成年女性 11.5mg/d。

含锌最多的食物为贝壳类海产品（如牡蛎、扇贝）、红肉及动物内脏。全谷、粗粮、豆类、坚果、蛋类等也富含锌。蔬菜和水果锌含量较低。食物经过精制后锌的含量大为减少，小麦磨成粉，去除胚芽和麦麸后，锌含量减少了 4/5。

四、硒

人体中硒的总量约为 14～20mg。硒存在于所有细胞与组织器官中，其浓度在肝、肾、胰、心、脾、牙釉质和指甲中较高，肌肉、骨骼和血液中浓度次之，脂肪组织最低。

1. 吸收与代谢

食入的硒主要在小肠吸收，吸收率约为 50%～100%。硒的吸收与其化学结构和溶解度有关，硒代蛋氨酸比无机形式易被吸收，溶解度大的硒化合物比溶解度小的更易被吸收。

体内的硒主要通过肾脏排出，少量从肠道排出，粪中排出的硒大多为未被吸收的硒。硒摄入量高时可在肝内甲基化生成挥发性二甲基硒化合物，并由肺部呼气排出。此外，少量硒也或可从汗腺、毛孔排出。

2. 生理功能

（1）作为谷胱苷肽过氧化酶的重要组成成分　谷胱苷肽过氧化酶是维护健康、防治某些疾病所必需，在体内具有抗氧化功能、清除体内脂质过氧化物、阻断活性氧和自由基的损伤作用。它是强氧化剂（效力比维生素 E 高 500 倍），能特异性地催化还原型谷胱甘肽转化为氧化型谷胱甘肽，促进有毒的过氧化物还原为无毒的化合物，从而对细胞膜有保护作用，以维持细胞的正常功能。

（2）保护心血管和心肌的健康　调查发现机体缺硒可引发以心肌损害为特征的克山病，硒的缺乏还可以引起脂质过氧化反应增强，导致心肌纤维坏死，心肌小动脉和毛细血管损伤。研究发现高硒地区人群中的心血管病发病率较低。

（3）有毒重金属的解毒作用　硒与金属有较强的亲和力，能与体内重金属，如汞、镉、铅等结合成金属 – 硒 – 蛋白质复合物而起解毒作用，并促进金属排出体外。

（4）其他　硒还具有促进生长、保护视觉及抗肿瘤的作用。研究发现，硒缺乏可引起生长迟缓及神经性视觉损害，由白内障和糖尿病引起的失明人群经补硒可改善视觉功能。流行病学调查发现硒缺乏地区的肿瘤发病率明显高于其他地区。

3. 典型缺乏症

硒缺乏是引发克山病的重要原因。此外，硒缺乏还可引起大骨节病，并减弱机体的抗氧化能力和免疫功能。

需要注意，硒摄入过多也可导致中毒，表现为头发脱落、指甲变形，严重者可致死。

4. 供给量与食物来源

中国的每日膳食中推荐硒的供给量标准为 1～3 岁儿童 20μg；3～6 岁儿童 40μg；7～12 岁儿童和其他人群均为 50μg。一般每日摄入量不宜超过 400μg。通常认为人体对硒的需要量以不会得克山病为标准。

海产品、肉类和动物内脏是硒的良好食物来源。食物中硒的含量因地区而异，特别是植物性食物的硒含量与地表土壤层中硒元素的水平有关。谷物硒含量取决于该地区土壤硒含量。食品精制后硒含量减少，烹调加热，硒也会挥发，造成一定损失。

五、碘

碘是维持人体代谢不可缺少的物质，成人体内约含 25mg 碘，其中甲状腺含碘最多，约占 70%～80%，它是甲状腺激素——甲状腺素（T4）、三碘甲腺原氨酸（T3）的组成成分。二者在代谢上具有重要的作用。血液中含碘 30～60μg/L，主要为蛋白结合碘。

1. 吸收与代谢

食物中的碘化物大多是以碘原子的形式存在，进入消化道后被还原为 I^- 后被吸收进入血液，其中约30%被甲状腺摄取，用于合成 T3、T4。甲状腺从血中吸取和浓缩碘的能力很强，剩余的大部分从尿液中排出，少量经过粪便和汗液排出。

2. 生理功能

碘在体内主要参与甲状腺素的合成，其生理功能是通过甲状腺素实现的：

(1) 促进生物氧化，参与磷酸化过程，调节能量转化。

(2) 促进蛋白质的合成和神经系统发育，碘对胚胎发育期和出生后早期生长发育，特别是智力发育尤为重要。

(3) 促进糖和脂肪代谢，包括促进三羧酸循环和生物氧化，促进肝糖原分解和组织对糖的利用，促进脂肪分解及调节血清中胆固醇和磷脂的浓度。

(4) 激活体内许多重要的酶，包括细胞色素酶系、琥珀酸氧化酶系等100多种酶。

(5) 调节组织中的水盐代谢，缺乏甲状腺素可引起组织水盐潴留并发黏液性水肿。

(6) 促进维生素的吸收利用，包括促进尼克酸的吸收利用及 β – 胡萝卜素向维生素 A 的转化。

3. 典型缺乏症与过量症

碘缺乏病包括甲状腺肿、先天畸形、克汀病等。孕妇严重缺碘，会殃及胎儿发育，使新生儿生长发育受损，尤其是神经、肌肉和认知能力低下；而较长时间的高碘摄入也可导致高碘性甲状腺肿。高碘、低碘都可引起甲状腺肿，高碘时碘的摄取越多，患病率越高。

4. 供给量与食物来源

碘的 EAR 为 $120\mu g/d$。中国居民每日膳食碘的 RNI：4 岁以下幼儿为 $50\mu g$；儿童为 $90 - 110\mu g$；青少年和成年人为 $150\mu g$；孕妇和乳母为 $200\mu g$。碘的 UL：成人为 $1000\mu g$，7~17 岁为 $800\mu g$。

含碘丰富的食物为海带、紫菜、发菜、淡菜、海鱼、蛤干、干贝、海参、海蜇、龙虾等海产品，预防地区性甲状腺肿可经常食用这类食物，此外，还可从饮水及食盐中获得。远离海洋的内陆山区等不易被海风吹到的地方，其土壤和空气含碘量较少，因而该地区的水及食物含碘量也不高，是地区性甲状腺肿的高发区，采用食盐加碘的办法补碘最有效。我国为改善人群碘缺乏的状况在全国范围内采取食盐加碘的防治措施，经多年实施已取得良好的效果。

第八节　其他营养相关物质——能量与植物化学物质

一、能　　量

在人体，能量能够维持体温恒定，还可维持各种生理和体力活动的正常进行。碳水化合物、脂肪和蛋白质是三大热能营养素，除此之外，酒中的乙醇也能提供较高能量。国际上，能量以焦耳（J）为单位，营养学上常用千卡（kcal）作为单位，焦耳与卡两者的换算关系如下：1kcal＝4.184kJ。

（一）能量的消耗

人体的能量消耗包括基础代谢、体力活动和食物的特殊动力作用三个方面。为了达到热能的平衡，人体每天摄入的热能应恰好能满足着三个方面的需要，这样才能保持健康的体制和良好的工作效率。

1. 基础代谢

基础代谢是指维持生命的最低热能消耗，即人体在安静的环境恒温条件下（一般为18℃），禁食12h后，静卧、放松和清醒时的热能消耗。此时热能仅用于维持体温和呼吸、血液循环及其他器官活动的生理需要。为了确定基础代谢的热能消耗，必须首先测定基础代谢率。基础代谢率就是指人体处于基础代谢的状态下，每小时每平方米体表面积（或每千克体重）的热能消耗。按下列方法计算出每天的基础代谢的热能消耗。

（1）用体表面积进行计算

$$体表面积＝0.00659×身高（cm）＋0.0126×体重（kg）－0.1603$$
$$（0.00659、0.0126、0.1603 是系数）$$

根据这个公式先计算体表面积，再按年龄、性别查出相应的基础代谢率（RMB），就可计算出24h的基础代谢水平。

（2）直接用公式计算（基础代谢能量消耗，BEE）

$$男 BEE＝66＋13.7×体重（kg）＋5.0×身高（cm）－6.8×年龄（y）$$
$$女 BEE＝65.5＋9.5×体重（kg）＋1.8×身高（cm）－4.7×年龄（y）$$

更简单的方法是，成人男性按每千克体重每小时1kcal，女性按0.95kcal和体重相乘，结果即为基础代谢热能消耗。

（3）影响人体基础代谢的因素　人体的基础代谢不仅个体之间存在差异，自身的基础代谢也常有变化。影响人体基础代谢有以下几个因素：

①体格影响的因素：体表面积大者，散发热能也多，所以同等体重者瘦高者基础代谢高于矮胖者。人体瘦体组织消耗的热能占基础代谢的70%～80%，这些组织（和器官）包括肌肉、心、脑、肝、肾等。所以瘦体质量大，肌肉发达者，基础代谢水平高。这也是男性的基础代谢水平高女性5%～10%的原因。

②生理因素和病理状况的影响：儿童和孕妇的基础代谢相对较高。成年后随

年龄增加，基础代谢水平不断下降。30 岁以后每 10 年降低约 2%，60 岁以后下降更多。但如注意加强体育锻炼，这种降低相对缓慢。生病发热、甲状腺等有关激素水平异常等也能改变基础代谢的热能消耗。

③环境因素的影响：气候的变化（如炎热或寒冷）、精神紧张等因素都可以使基础代谢水平升高。

④饮食因素的影响：过多摄食可以使基础代谢水平升高，在禁食、饥饿或少食时可以使基础代谢水平相应降低。

2. 体力活动

一般情况下，各种体力活动所消耗的热能约占人体总热能消耗的 15% ~ 30%。体力活动对人体热能消耗变化大，这是人体控制热能消耗、保持能量平衡维持健康最重要的部分。体力活动所消耗热能的多少与 3 个因素有关：肌肉越发达者，活动时消耗热能越多；体重越重者，做相同的运动所消耗的热能也越多；活动时间越长、强度越大，消耗热能越多。

人体的体力活动种类很多，根据活动强度不同，一般分为 5 个等级。

(1)极轻体力活动　这种活动以坐姿或站立为主，如开会、开车、打字、缝纫、烹调、打牌、听音乐、油漆、绘画及实验室工作等。

(2)轻体力活动　这是指在水平上走动（速度在 4 ~ 5km/h），如看孩子、打高尔夫球、打扫卫生、饭店服务等。

(3)中等体力活动　这类活动包括行走（速度在 5.5 ~ 6.5km/h）、除草、负重行走、打网球、跳舞、滑雪、骑自行车等。

(4)重体力活动　这类活动包括负重爬山、伐木、手工挖掘、打篮球、登山、踢足球等。

(5)极重体力活动　现常指运动员高强度的职业训练或世界级比赛等。

3. 食物特殊动力作用

人体在摄食过程中，由于要对食物中营养素进行消化吸收、代谢转化等，需要额外消耗能量，同时引起体温升高和散发热量，这种因摄食而引起的热能的额外消耗称食物特殊动力作用。不同的食物成分的食物特殊动力作用是不同的。脂肪的食物特殊动力作用约占食物本身产生能量的 4% ~ 5%，碳水化合物为 5% ~ 6%，而蛋白质可高达 30%。造成这种差异的原因是：各营养素消化吸收后转变成 ATP 贮存的量不一样，蛋白质为 32% ~ 34%，低于脂肪和碳水化合物的 38% ~ 40%，而其余的则变成热量；食物脂肪经消化吸收后变成脂肪组织的脂肪，其消耗的能量要低于由碳水化合物消化吸收的葡萄糖转变成糖原或脂肪，而由食物蛋白质中的氨基酸合成人体蛋白质，或代谢转化为脂肪，其消耗的能量更多。由此可见，食物特殊动力作用与食物成分、进食量和进食频率有关。一般来说，含蛋白质丰富的食物其特殊动力作用最高，其次是富含碳水化合物的食物，最后才是富含脂肪的食物。混合性食物的食物特殊动力作用占其总热能的 10%；

吃得越多，热能消耗也越多；吃得快比吃得慢者食物热效应高，吃得快时其中枢神经系统更活跃，激素和酶的分泌速度快、量更多，吸收和贮存的速率更高，其能量消耗也相对更多。

（二）能量平衡与食物来源

能量平衡与否，与健康的关系极大。由于饥饿或疾病等原因，造成热能摄入不足，可造成体力下降、工作效率低下，还可能导致脂肪贮存不足，身体对环境的适应能力和抗病能力也会因此下降。体重太低的女性，性成熟延迟。年老时，热能摄入不足则可导致营养和某些癌症发病率明显升高，严重危害着人类的健康。

二、植物化学物质

植物化学物质是生物进化过程中植物维持其与周围环境相互作用的生物活性分子，又叫做生物活性物质。除个别是维生素的前体物外，植物化学物质均为非营养成分。大量流行病学调查结果证明，蔬菜和水果中含有丰富的生物活性物质，它们具有防治心血管疾病、癌症等慢性疾病的作用，因此引起了营养科学工作者的极大注意和兴趣。

（一）多酚类

1. 生物类黄酮

黄酮类化合物主要包括黄酮类、黄烷酮类、黄酮醇类、黄烷酮醇、黄烷醇、黄烷二醇、花青素、异黄酮、二氢异黄酮及高异黄酮等。黄酮类化合物多呈黄色，是一类天然色素。生物类黄酮对热、氧、干燥和适中酸度相对稳定，但遇光迅速被破坏。加工、烹饪和贮存过程中如不接触阳光，其损失也极小。生物类黄酮的缺乏症状与维生素 C 缺乏密切相关，若与维生素 C 同服极为有益。

（1）生物类黄酮的生理功能

①调节毛细血管功能：生物类黄酮能调节毛细血管通透性，增强毛细血管壁的弹性，可建立起抗传染病的保护屏障。一般多将其作为防治与毛细血管脆性和渗透性有关疾病的补充药物，如牙龈出血、视网膜出血、脑内出血、肾出血、月经出血过多、静脉曲张、溃疡、痔疮、习惯性流产、运动挫伤等。

②抗氧化功能：生物类黄酮是食物中有效的抗氧化剂，是优良的活性氧清除剂和脂质抗氧化剂。通过对抗自由基、直接抑制癌细胞生长及对抗致癌促癌因子，生物类黄酮表现出较强的抗肿瘤作用，如芦丁和桑色素。

③抑菌、抗病毒作用：黄酮类化合物具有抑制细菌功能，可提高普通食物抵抗传染病的能力，如木犀草素、黄芩苷、黄芩素等。而槲皮素、桑色素、二氢槲皮素及山奈酚等有抗病毒作用。

④降血压、降血脂作用：黄酮类化合物具有降低血压、增强冠状动脉血流量、减慢心律和抵抗自发性心律不齐的作用，还具有降血脂、降胆固醇的作用，

对缓解冠心病也有效。如茶叶中的儿茶素具有抗脂肪肝的作用。

⑤其他功能：黄酮类化合物对维生素 C 有增效作用，可稳定人体组织内维生素 C 的作用从而减少紫癜。黄酮类化合物还具有止咳、平喘、祛痰作用。

（2）生物类黄酮的食物来源　动物不能合成生物类黄酮，植物是富含生物类黄酮的主要食物来源，黄酮类化合物广泛存在于蔬菜、水果、花和谷物中，并多分布于植物的外皮，即在植物中接受阳光的部分。一般叶菜类含量多而根茎类含量少，如水果中的柑橘、柠檬、杏、木瓜、葡萄，蔬菜中的甘蓝、青椒、莴苣、洋葱、及天然饮料茶、咖啡和可可。在一般的混合膳食中，人们每天可从食物中取得 1g 的类黄酮。

2. 花青素

花青素是一类性质比较稳定的色原烯的衍生物。花青素易受氧化剂、维生素C、温度等影响而变色，如二氧化硫可漂白花青素并能改变其 pH。花色苷还能被酶解成糖和配基，以至褪色。花青苷具有抗氧化及清除自由基的功能，有降血清及肝脏中脂肪含量的作用。花青苷可抗变异及抗肿瘤，还具抑制超氧自由基的作用，有利于人体对异物的解毒及排泄功能，可防止人体内的过氧化作用。

原花青素有很强的抗氧化性，可预防导致癌症的基因突变；预防白内障的发生；以及预防关节肿胀。原花青素还可用于心血管的保护，包括降血压、降胆固醇及缩小沉积于血管壁上的胆固醇沉积物体积。原花青素还是一种抗皱美容产品，在欧美国家享有皮肤维生素或口服化妆品的美誉。如葡萄原花青素是从葡萄中提取的一种天然植物多酚，具有抗氧化、清除自由基、抑制血小板聚集等多种生物学效应，有极强的抗氧化活性；可对胶原酶、弹性酶、透明质酸酶和 β - 葡萄糖醛酸苷酶产生强大的抑制作用，而这些酶可分别对胶原、弹性蛋白和透明质酸等构成血管内壁的重要物质造成破坏。而蔓越橘中所含花青素是一种水溶性色素，可改善视觉并减少因老化产生的疾病。

（二）茶多酚

多酚类具有抗氧化、清除自由基以及抗衰老、抗癌、增强免疫功能、抗龋齿、抗菌、抑制胆固醇升高等作用。主要存在于新鲜的蔬菜、水果和绿茶中。

不同植物中提取的多酚会有一些不同的生理功能，目前研究较多、时间较长的是茶叶多酚（TP）。TP 大量存在于茶叶中，约占其干物质的 24% ~38%，主要由黄烷醇、花白素、花青素、黄酮类、黄酮醇类、黄烷酮类、黄烷酮醇及酚酸类等组成。

TP 具有酚类抗氧化剂的通性。可以络合金属离子，间接清除自由基，起到预防和断链的双重作用。TP 的抗氧化作用还可使神经原免受自由基伤害，对慢性脑病变的发生发展有防治意义，可预防老年性痴呆。

TP 在脂肪代谢中具有重要作用，不仅明显降低血清总胆固醇、降低低密度脂蛋白胆固醇和升高高密度脂蛋白胆固醇的作用，还可明显降低血浆和心肌组织中过氧化脂质的数量，有抗脂质过氧化和延迟脂褐质生成的作用。TP 通过调节血脂代谢、抗凝、促纤溶及控制血小板聚集，抑制小肠对胆固醇的吸收等，对动脉粥样硬化有独特的抑制效果。此外，TP 对高血压也有一定预防作用。

程书均等发现绿茶儿茶素可能降低吸烟、辐射及化学致癌物引起的人类癌症发生率，可显著抑制香烟浓缩物处理大鼠皮肤细胞的畸增，无毛小鼠口服或皮肤涂敷 TP 后照射紫外线可降低皮肤癌的形成。故 TP 具有抗肿瘤作用，对口腔癌、胃癌、皮肤癌、十二脂肠癌、结肠癌、肝癌、胰脏癌、乳腺癌、前列腺癌及肺癌有抑制作用。

TP 除具有以上生物学作用外，还具有降血糖、防龋齿、防口臭、调节甲状腺、消炎、止泻、杀菌以及抗病毒等作用。TP 在食品工业、医药、卫生及保健方面有重要的应用价值。在食品工业作为防止和延缓脂质变质的保鲜剂、除臭剂及天然食用色素稳定剂；在日、俄被用于减肥食品；美国目前已批准将绿茶作为预防癌症的药物使用。

（三）类胡萝卜素

类胡萝卜素是植物中广泛分布的一类脂溶性多烯色素。已知的类胡萝卜素达 600 多种，颜色从红、橙、黄以至紫色都有。按组成和溶解性质可分为胡萝卜素类和叶黄素类。胡萝卜素类包括 α - 胡萝卜素、β - 胡萝卜素、γ - 胡萝卜素、ζ - 胡萝卜素及番茄红素等；叶黄素则是胡萝卜素的加氧衍生物或环氧衍生物，食品中常见的有叶黄素、玉米黄素、隐黄素、辣椒红素和虾青素等。

1. 类胡萝卜素的生理功能

（1）抗氧化作用　类胡萝卜素是一类在自然界中广泛分布的、生物来源的抗氧化剂。其中番茄红素虽没有维生素 A 的活性，但却是一种强有力的抗氧化剂，其抗氧化能力在生物体内是 β - 胡萝卜素的两倍以上，可保护人体免受自由基的损害。一些胡萝卜素抗氧化的速度由高至低依次为：番茄红素、γ - 胡萝卜素、虾青素、α - 胡萝卜素、β - 胡萝卜素和红木素、玉米黄质、叶黄素、番红花苷，且均优于维生素 E。

（2）增强免疫功能和预防肿瘤　类胡萝卜素可增强机体免疫功能，抑制致癌物诱发的肿瘤转化，抑制肿瘤的产生和生长，具有抗癌作用。一些试验数据显示，乳腺和肺的癌细胞的抑制能力，番茄红素明显高于 β - 胡萝卜素。番茄红素也能抑制胰岛素生长因子刺激的癌细胞增殖。

（3）预防眼病、心血管病及其他　类胡萝卜素可降低白内障疾患的危险性，并能预防眼底黄斑性病变。β - 胡萝卜素及番茄红素可有效减少心脏病及中风的发病率。番茄红素还有抗衰老作用，并具有清除毒物如香烟和汽车废气中有毒物质的作用。

2. 类胡萝卜素的摄入量及食物来源

（1）类胡萝卜素吸收率大约为维生素 A 的一半，并随膳食摄入量增加，吸收率明显下降至 10% 以下。

(2)类胡萝卜素的食物来源 类胡萝卜素广泛分布于绿叶菜和橘色、黄色蔬菜及水果中，藻类特别是一些微藻是天然类胡萝卜素的重要来源，一些微生物也能合成，但动物不能合成类胡萝卜素，其体内的蓄积来源于植物界，只能从食物中摄取。一些类胡萝卜素如 β - 胡萝卜素在体内可转化为维生素 A，称维生素 A 原，有些则是有效的抗衰老剂，如 α - 胡萝卜素。类胡萝卜素中研究较多的番茄红素主要存在于成熟的红色植物果实如番茄、西瓜、红色葡萄柚、木瓜、苦瓜籽及番石榴等食物中，并以番茄中含量最高，在成熟番茄果实中可高达 3 ~ 14mg/100g，且成熟度越高，含量越高。红色棕榈油也含较高的番茄红素。

(四)皂苷

又名皂素或皂草苷，是一类比较复杂的苷类化合物，大多可溶于水，易溶于热水，味苦而辛辣，振荡时可产生大量肥皂样泡沫，故名皂苷。

1. 皂苷的生理功能

(1)抗菌和抗病毒作用 许多皂苷具有抗菌及抗病毒作用。据报道，从大豆中提取的两种新皂苷具有抑制肺炎、大肠杆菌、金黄色葡萄球菌和枯草杆菌的作用；大豆皂苷还对治疗疱疹性口唇炎和口腔溃疡效果显著。茶叶皂苷多对多种致病菌如白色链球菌、大肠杆菌和单细胞真菌，尤其是对皮肤致病菌有良好的抑制活性。

(2)免疫调节作用 皂苷可增强机体免疫功能，如人参皂苷、黄芪皂苷和绞股蓝皂苷，大豆皂苷表现出明显的免疫调节作用。

(3)对心血管系统的作用 皂苷可抑制胆固醇在肠道的吸收，有降胆固醇作用。柴胡皂苷、芒草皂苷及驴蹄草总皂苷都有明显的降胆固醇作用；大豆皂苷和人参皂苷可促进人体内胆固醇和脂肪的代谢，降低血中胆固醇和甘油三酯的含量。

(4)对中枢神经系统的作用 柴胡皂苷具有镇静、镇痛和抗惊厥作用；黄芪皂苷具有镇痛和中枢抑制作用；绞股蓝皂苷也具有镇静、镇痛作用；酸枣仁所含皂苷对动物则有镇静和安定精神作用。

(5)降血糖作用 皂苷具有降血糖作用，苦瓜皂苷有类胰岛素作用，可降血糖，作用缓慢而持久。

(6)抗肿瘤及其他功能作用 一些皂苷具有抗肿瘤作用。大豆皂苷可明显抑制肿瘤细胞的增长；人参皂苷提高超氧化物歧化酶活力，起延缓衰老的作用。另外，皂苷可刺激造血细胞增殖，促进造血功能；还能保护肾脏免受化学药物损伤。

2. 皂苷的食物来源

皂苷是广泛存在于植物界以及某些海洋生物中的一种特殊苷类，如茶叶、豆类及酸枣仁等，在豆类中的含量从高到低依次为青刀豆、豇豆、赤豆、黄豆、绿大豆、黑豆、扁豆、四季豆及绿豆。许多中草药如人参、西洋参、茯苓、甘草、山药、三七、罗汉果及酸枣仁等都含有皂苷。海洋生物海参、海星和某些动物体内也含有皂苷。传统大豆食品如豆奶、豆腐，皂苷含量与大豆中相当，发酵食品相对低。

皂苷具有广泛的生理活性，已成为天然药物研究中的一个重要领域。可应用于食品添加剂、保健食品、药品及化妆品。人参、茯苓、绞股蓝和刺五加等中草药已被作为保健食品的新资源来开发利用，如西洋参冲剂、人参糖果、茯苓夹饼及绞股蓝茶等。日本也已上市大豆皂苷饮料。

（五）有机硫化合物

1. 异硫氰酸盐

异硫氰酸盐（IT）通常存在于十字花科蔬菜如白菜、卷心菜、西兰花、菜花、芥菜和萝卜等中，是一大类含硫的糖苷，可以阻止大鼠肺癌乳腺癌、食管癌、肝癌、结肠癌、膀胱癌的发生。

2. 烯丙基二硫化合物

大蒜、洋葱等葱属蔬菜除具强抗菌作用外，还有消炎、降血脂、降血糖、抗血栓形成、抑制血小板聚集、提高免疫力和防癌的功能，其主要有效成分是多种烯丙基二硫化合物，也是这类食物主要的风味成分。

烯丙基硫化合物有重要的生理功能，可抑制致癌物的活性，有抗癌作用；可与亚硝酸盐生成硫代亚硝酸酯类化合物，阻断亚硝胺合成，抑制亚硝胺的吸收；可抑制肿瘤细胞的生长；可激活巨噬细胞，刺激体内产生抗癌干扰素，增强机体免疫力；还具有杀菌、消炎、降低胆固醇、预防脑血栓、冠心病等多种功能。

3. 二甲基砜

早在 1985 年就有人提出二甲基砜在食品和医药方面应用的专利，以后陆续报道二甲基砜在食品和医药方面的研究，表明其作为饮食营养补充剂，对许多疾病有很好的辅助效果。二甲基砜可作为胃肠疾病的保健补充食品，因为研究发现关节炎患者软骨含硫量只有正常人软骨含硫量的 1/3，补充胱氨酸可帮助关节炎患者康复，而胱氨酸中的硫来自二甲基砜。美国、加拿大等国市场已有二甲基砜、葡萄糖胺硫酸盐和硫酸软骨素组成的膳食补充剂作为治疗关节炎的辅助食物；二甲基砜可作为抗过敏补充食品，每日饮食中加入 100～1000mg 就可消除或减轻某些人群对海产品、药物或某些食物（如谷类、乳类）的过敏反应；可作为谷胱甘肽硫的来源而用作免疫调节保健食品；可作为皮肤治疗药剂，用于配制皮肤湿润剂、治疗皮炎和皮肤癌；其他还可用在哮喘、肌腱炎、肌肉痉挛、背部疼痛、增加体力、促进血液循环、加速伤口愈合等。二甲基砜是生产保健食品和相关医药的重要原料。

海洋生物、陆生动植物和人体均含有二甲基砜，二甲基砜是人体、动物等合成蛋氨酸、胱氨酸、蛋白质以及含硫组织中硫的主要供应源之一，生命体的含硫组织中有85%的硫是由二甲基砜或二甲基亚砜同系物提供。但由于许多食物在运输、储存中二甲基砜会损失，更主要是人们在食用时进行热加工而造成的损失，使许多人无法从饮食中获得新陈代谢所需数量的二甲基砜，而引起某些健康问题。美国、加拿大等国已提供以二甲基砜为主的膳食补充剂，以补充饮食的不足。

（六）植物固醇

1. 植物固醇的生理功能

植物固醇对人体有重要的生理功能，可降低胆固醇和预防心血管疾病。很多研究报告指出，经常食用植物固醇含量高的植物油可有效调节血脂和降胆固醇。固醇对预防和治疗冠状动脉硬化类心脏病、治疗溃疡、皮肤鳞癌也有辅助的疗效。

2. 植物固醇的食物来源

植物固醇广泛存在于植物的根、茎、叶、果实和种子中，在所有来源于植物种子的油脂中都含有固醇。丰富来源有芝麻、向日葵、油菜、花生、高粱、玉米、蚕豆和核桃，良好来源有小麦、赤豆、大豆和银杏。

植物固醇的生理功能良好，安全性高，有可能在保健食品中得到应用。日本已批准植物固醇为特定专用保健食品的功能性添加剂；美国食品药品管理局（FDA）公告称植物固醇类可降低胆固醇而有助于减少冠心病危险，建议有效膳食摄入水平为 $1.3 \sim 3.4g/d$；芬兰推出了一种从木材中提取的植物固醇 Forbes Wood Sterol，服用 $1 \sim 2g/d$ 即有降低胆固醇的作用。植物固醇结构与胆固醇相似，在生物体内以与胆固醇相同的方式吸收。但吸收率比胆固醇低，一般只有 $5\% \sim 10\%$。

（七）核酸

核酸是一切生物细胞的基本成分，并对生物体的生长发育、繁殖、遗传及变异等重大生命现象起着主宰作用。从1868年人类发现核酸后，关于核酸生长和食物中核酸的摄入、消化、吸收、代谢、营养功能及调节控制等方面的研究已获得很大进展。

核酸存在于细胞核内，在人体细胞中大量存在。多数食物都含有核酸，人每天都会从饮食中摄取大量核酸。正常人不存在核酸匮乏问题。但对于膳食结构不科学、日常饮食不规律且肠道消化吸收功能及肝脏合成代谢功能虚弱的特定人群，如老年体弱多病、肝功能不全、外伤手术及白细胞、T细胞、淋巴细胞降低等的亚健康人群，可将其作为条件必需营养素予以补充。

1. 核酸的生理功能

核酸是维持正常细胞免疫的必需营养物质，可提高机体免疫力特别是细胞免疫功能；是内源性自由基清除剂和抗氧化剂；可提高单不饱和脂肪酸和血清高密度脂蛋白水平，降低胆固醇水平；可促进细胞再生与修复，抗放射性与化疗损伤；可维持肠道正常菌群平衡，促进双歧杆菌的生长；核酸还能提高机体对环境变化的耐受力，有抗疲劳、促进氧气利用等功能。此外，核酸还是一种葆春物质，既能延续衰老，又能健肤美容。

如过量服用，核酸将会分解形成较多的嘌呤类核苷酸，有可能促进尿酸过量生成，引发痛风。因此，痛风患者或有痛风病家族史的人不宜外源性补充核酸产品及富含核酸的食物。

2. 核酸的食物来源

含核酸最丰富的食物是沙丁鱼。此外，鱼虾类、螃蟹、牡蛎、动物肝脏、蘑菇、木耳、花粉及酵母等也含有丰富的核酸。其次，黄豆、扁豆、绿豆、蚕豆、洋葱、菠菜、鲜笋、萝卜、韭菜及西兰花等蔬菜中也含有许多核酸和制造核酸的物质。

（八）辅酶 Q（泛醌）

辅酶 Q 是多种泛醌的合称，能促进细胞的能量代谢，对大脑退化性疾病如早老性痴呆和记忆力减退等具有预防作用。

1. 辅酶 Q 的生理功能

辅酶 Q 在心肌细胞中含量最高，许多心脏衰弱的人往往缺乏辅酶 Q。有研究者认为心血管疾病在很大程度上是由辅酶 Q 的缺乏引起。辅酶 Q 能抑制血脂过氧化反应，保护细胞免受自由基的破坏。辅酶 Q 还能减轻维生素 E 缺乏带来的某些症状，而维生素 E 和硒能使机体组织中保持高浓度的辅酶 Q，辅酶 Q 被认为是延缓细胞衰老进程中发挥重要作用的物质。

人体可自身合成辅酶 Q，但人体产生辅酶 Q 的功能随年龄增加而降低，在中年达严重缺乏状态。有研究表明，50 岁后大量出现的心脏功能退化和许多疾病与体内辅酶 Q 的下降有关，即当身体需要辅酶 Q 来抵抗衰老的时候，人体合成量反而减少了。所以要阻止衰老的进程就需补充辅酶 Q 或可促进其生成的物质。

2. 辅酶 Q 的食物来源

辅酶 Q 类化合物在大豆、植物油及许多动物组织中的含量较高，鱼类尤其是鱼油中更含丰富的辅酶 Q，其他如动物的肝脏、心脏、肾脏及牛肉、豆油和花生中也含有较多的辅酶 Q。另外，微量元素硒及维生素 B_2、维生素 B_6、维生素 B_{11}、维生素 B_{12} 和烟酸都是合成辅酶 Q 的重要原料。

（九）左旋肉碱

左旋肉碱（L-肉碱）又称肉毒碱，成人体内可以合成，但婴儿体内不能合成或合成量不能满足自身需要。L-肉碱是动物组织中的一种必需辅酶，在机体中具有促进三大能量营养素氧化的功能。补充 L-肉碱，能改善脂肪代谢紊乱，降血脂，治疗肥胖症以及纠正脂肪肝等。口服 L-肉碱可缩短剧烈运动后的恢复期，减轻运动带来的紧张感和疲劳感。

L-肉碱参与心肌脂肪代谢过程，有保护缺血心肌的作用。

L-肉碱是精子成熟的一种能量物质,具有提高精子数目与活力的功能。

植物性食品L-肉碱及其前体赖氨酸和蛋氨酸的含量较低,动物性食物含量较高,因此素食者应注意其摄入。含L-肉碱丰富的食物有酵母、乳、肝及肉等动物性食品。人体缺乏L-肉碱时,可出现脂肪堆积,膳食中增加L-肉碱则可使该症状减轻。

(十)其他功能成分

详见表2-3。

表2-3 食物中其他功能成分

功能成分	主要生理功能	富含的食物
氰苷	由含氰基(—C≡N)的氰醇衍生物和1~2个单糖结合而成,是一种含氰化物、可能有毒的物质,能给机体提供低剂量而恒定的氰酸,具有镇咳作用。人和其他哺乳动物有一种硫氰酸酶,能使氰化物转变成硫氰酸盐,在预防和治疗癌症方面可能有一定作用	蔷薇科植物如桃、杏、梅、枇杷等的种子、叶与树皮中较多。在忍冬科、豆科、亚麻科、大戟科、景天科等植物中也有。木薯含约0.5%的苦杏仁苷
超氧化物歧化酶(SOD)	可清除机体代谢过程中所产生的过量 O_2^-,延续由于自由基侵害而出现的衰老现象;可提高人体对那些由于自由基侵害而诱发的疾病的抵抗力;可减轻肿瘤患者在化疗、放疗时的疼痛及严重的不良反应;并可消除机体疲劳,增强对超负荷大运动量的适应力	SOD存在于几乎所有靠有氧呼吸的生物体内,从细菌、真菌、高等植物、高等动物直至人体内均有存在。含SOD较高的天然植物有大蒜,其他如油菜、柠檬和番茄等也含有
谷维素	是阿魏酸与植物固醇的结合酯。可降低血清甘油三酯、降低肝脏脂质和血清过氧化脂质,可减少胆固醇的吸收、降低血清总胆固醇、阻碍胆固醇大动脉壁的沉积并减少胆石的形成	主要存在于米糠油、胚芽油、稞麦糠油和菜籽油等谷物油脂中,以米糠油含量最高。一般寒带稻谷米糠的谷维素高于热带稻谷
对氨基苯甲酸(PABA)	是叶酸的组成成分。作为辅酶对蛋白质的分解、利用及红细胞的形成有极重要的作用。在小肠内很少合成叶酸的动物中则具有叶酸活性。还可添加在软膏中作为防晒剂。PABA对人类基本无害,但连续大剂量使用可能产生恶心、呕吐等毒性作用	丰富来源为酵母、肝脏、鱼、蛋类、大豆、花生及麦芽等
松果体素	可维持正常生理节奏,还能很好地调节时差;可释放神经递质,改善痴呆者记忆力;可抑制脂质过氧化作用;可降低过高血压、预防心脏病及中风以及防止精神应激引起的疾病;此外,还有防治眼部疾病如白内障、青光眼和视网膜黄斑退化的功能	燕麦、甜玉米、姜、番茄、香蕉、黄瓜和日本红萝卜中含有与人体脑部松果体分泌相似的松果体素

续表

功能成分	主要生理功能	富含的食物
潘氨酸（泛配子酸）	具有激发甲基转移作用，从而激发肌肉和心脏组织中肌酸的合成，肌酸与体内多余的能量ATP结合成为磷酸肌酸，储存于肌肉中，而磷酸肌酸是能量的一种比较稳定的形态；可加强氧从血流中输送到细胞的效率，防止活组织带氧不足，特别是心肌和其他肌肉的供氧不足；还能抵制脂肪肝的形成，使动物适应强运动量练习以及控制血浆胆固醇水平；对多种皮肤病如湿疹、牛皮癣、硬皮病及其他皮肤病有一定作用。临床上可用于心血疾病、肝炎、皮肤病和肿瘤	向日葵、南瓜子、酵母、肝脏、稻米、整粒谷物、杏仁和其他种子都是良好的来源。此外，凡是有复合维生素B存在的天然食物都含有潘氨酸
叶绿素	可加速伤口痊愈；可抗变态反应，口服叶绿素铜钠对慢性荨麻疹、慢性湿疹、支气管哮喘及冻疮等变态反应有明显的功效；还有脱臭及降低血液中胆固醇的作用	广泛存在于高等植物的叶绿体中
天然水杨酸	天然水杨酸有助于抑制血小板的黏附、聚积，对预防血栓形成及降低高黏血症有一定作用	草莓、番茄、樱桃、葡萄和柑橘等浆果富含此类物质

第三章 各类食物的营养特点

生活中食品的种类繁多，不同的食品有其不同的营养价值，在营养学上可以分为五类：

第一类：谷类及薯类。谷类包括米面和杂粮等，薯类包括马铃薯、红薯、山药、芋头等，主要提供碳水化合物、膳食纤维及B族维生素。

第二类：动物性食物。包括肉、禽、鱼、蛋、乳等，主要提供蛋白质、脂肪、矿物质、维生素A、维生素D和B族维生素。

第三类：豆类和坚果。豆类主要包括大豆、其他干豆类，坚果主要包括花生、核桃、杏仁等，主要提供蛋白质、膳食纤维、矿物质、B族维生素和维生素E。

第四类：蔬菜、水果和菌藻类。主要提供膳食纤维、维生素、矿物质、胡萝卜素等有益健康的植物化学物质。

第五类：纯能量食物。包括动植物油、食用糖和酒类等。主要提供能量、动植物油还可提供维生素E和必需脂肪酸。

但是没有一种食物中所含营养素能满足人体的全部需求，这就需要我们在摄取食物的时候保证营养均衡。摄入的食品要求各种营养素的种类、数量、组成比例都符合人体的需要，并且容易消化吸收。

第一节 植物性食物的营养特点

一、粮 谷 类

谷类虽然有多种，但其结构基本相似，都是由谷皮、胚乳、胚芽等三个主要部分组成（图3-1），分别占谷粒总重量的13%~15%、83%~87%、2%~3%。

谷皮为谷粒的最外层，主要由纤维素、半纤维素等组成。含有一定量的蛋白质、脂肪、维生素以及较多的无机盐。糊粉层在谷皮与胚乳之间，含有较多的磷、丰富的B族维生素及无机盐，可随加工流失到糠麸中。胚乳是谷类的主要部分，含淀粉（约74%）、蛋白质（10%）及很少量的脂肪、无机盐、维生素和纤维素等。胚芽在谷粒的一端，富含脂肪、蛋白质、无机盐、B族维生素和维生素E。其质地较软而有韧性，加工时易与胚乳分离而损失。

谷物是我国及其他许多国家人民的主要食物来源，但人们主要食用的则是小

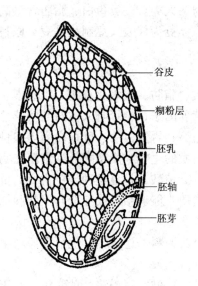

谷皮

糊粉层

胚乳

胚轴

胚芽

图 3 – 1 谷类基本结构示意图

麦和大米。人们多喜爱食用精制米、面，这就容易造成某些营养素的摄食不足，特别是大米，经过淘洗、烹饪做成米饭以后，其水溶性维生素又进一步损失。因而对谷物类食品进行适当的营养强化是非常重要的。我国普遍种植的谷类植物是大米和小麦，其次还有玉米、高粱、小米等杂粮。

（1）蛋白质 含量一般在 7.5% ~ 15%，由醇溶蛋白、谷蛋白、白蛋白、球蛋白组成。我国居民膳食中的蛋白质有 50% 以上来自于谷类食品。谷类中赖氨酸含量最低，为第一限制氨基酸；苏氨酸为第二限制氨基酸（玉米中色氨酸为第二限制氨基酸）。

（2）脂肪 含量较低，约 2%，主要为不饱和脂肪酸，质量较好。主要集中在糊粉层和谷胚中。

（3）碳水化合物 主要为淀粉，含量可达 70% 以上，以支链淀粉为主。主要集中在胚乳的淀粉细胞中。我国居民膳食中的 50% ~ 70% 的能量来自于谷类食品。

（4）矿物质 含量约为 1.5% ~ 3%，主要是钙和磷，多以植酸盐形式存在。主要集中在谷皮和糊粉层中，但多以植酸盐形式存在，因此吸收率不高。谷类的加工精度愈高，其矿物质损失愈大。

（5）维生素 膳食中 B 族维生素的重要来源，尤其是维生素 B_1 和烟酸含量较高。谷类不含维生素 C、维生素 A 和维生素 D。

二、豆类及其制品

豆类品种很多，主要有大豆、蚕豆、绿豆、豌豆、赤豆等。根据豆类营养素种类和数量可将它们分为两大类。一类蛋白、脂肪含量高，以大豆为代表。另一类糖类含量高，以绿豆、赤豆为代表。豆制品是豆类原料制作的半成品食物，包括豆浆、豆腐、豆干等。

（一）大豆的营养特点

大豆主要含有蛋白质、脂肪、碳水化合物、维生素、矿物质等营养成分。同时，大豆还含有一些抗营养因子，会影响人体对某些营养素的消化吸收：①蛋白酶抑制剂，可抑制胰蛋白酶、胃蛋白酶、糜蛋白酶等多种蛋白酶的活力，妨碍蛋白质的消化吸收，使蛋白质的生物利用率降低，细菌在肠道内生长繁殖过程中产生过多气体而引起胀气；②植酸，是豆类种子中主要的抗营养因子之一；③豆中含有某些致甲状腺肿的物质，能够结合或夺取与甲状腺结合的碘。

（二）豆制品的营养特点

豆制品不仅是以大豆为原料，还包括其他豆类原料生产的豆制品，有发酵豆制品和非发酵豆制品两种。

发酵豆制品有豆腐乳、豆豉、豆瓣酱、黄酱等，其蛋白质被部分分解为肽和氨基酸，容易消化和吸收，并使氨基酸游离，味道鲜美，豆类发酵对营养价值的最大贡献是提高了维生素 B_{12} 的含量。

非发酵豆制品有豆浆、豆腐、豆干、豆芽等，由大豆等制成，制作中经过各种处理，降低了膳食纤维的含量，提高了大豆蛋白质的消化率，但是部分可溶性固形物由于溶于水而有一定损失。

食物加工通常可以提高大豆的营养价值，不仅去除了大豆的有害成分，而且使大豆蛋白质的消化率提高，从而提高了大豆的营养价值。如炒熟大豆的蛋白质消化率仅 60% 左右，但是制成豆腐后，蛋白质消化率可达到 92%～96%。

三、蔬　菜

蔬菜包括叶菜类、根茎类、瓜茄类、鲜豆类和菌藻类。蔬菜摄入量在中国居民膳食结构中占每日进食量的一半左右，具有重要位置。新鲜蔬菜中含有大量水分，维生素、矿物质含量尤为丰富，含有丰富的酶类，另外还含有各种有机酸、色素和较多的纤维素、果胶等膳食纤维成分。蔬菜中含有的植物化学物质，有一定的生物活性，对提高免疫力、降低慢性疾病发生的风险有重要作用，另外值得一提的是蔬菜是呈碱性食物，对维持机体的酸碱平衡具有重要作用。

1. 叶菜类的营养特点

叶菜类主要包括白菜、菠菜、生菜、韭菜、苋菜等。蛋白质、脂肪、碳水化合物含量均较低，但是胡萝卜素、维生素 B_2、维生素 C、矿物质及膳食纤维含量丰富。绿叶蔬菜和橙色蔬菜的维生素含量较为丰富，尤其胡萝卜素的含量较高，西兰花、菜花、芥蓝等维生素 C 的含量较高。矿物质种类较多，包括钾、钠、钙、镁、铁、锌、硒、铜、锰等，是膳食矿物质的主要来源。

2. 根茎类的营养特点

根茎类主要包括萝卜、胡萝卜、藕、山药、芋头、马铃薯、甘薯、葱、蒜、竹笋等。蛋白质、脂肪含量均较低，碳水化合物含量相差较大，膳食纤维的含量较叶菜低。胡萝卜中胡萝卜素含量最高；硒的含量以大蒜、芋头、洋葱、马铃薯等为最高。

3. 瓜茄类的营养特点

瓜茄类包括冬瓜、南瓜、丝瓜、黄瓜、茄子、番茄、辣椒等。瓜茄类因水分含量高，营养素含量相对较低。胡萝卜素以南瓜、番茄、辣椒为最高，维生素 C以辣椒、苦瓜含量较高，番茄中维生素 C 含量虽然不是很高，但是有有机酸的保护，损失较少，是人体维生素 C 的良好来源。

4. 鲜豆类的营养特点

鲜豆类包括毛豆、芸豆、豌豆、扁豆、四季豆等，与其他蔬菜相比，营养素含量相对较高。蛋白质、碳水化合物含量较高，脂肪含量不高，胡萝卜素含量普遍较高，核黄素含量与绿叶蔬菜相似，此外还有丰富的钾、钙、铁、锌、硒等。铁的含量以蚕豆、毛豆、刀豆较高，锌含量以豌豆、蚕豆、芸豆较高，硒含量以毛豆、豆角、蚕豆较高。

5. 菌藻类的营养特点

菌藻类包括食用菌和藻类等食物。食用菌是指供人类食用的真菌，常见的有蘑菇、香菇、银耳、木耳等；供人类食用的藻类有海带、紫菜、发菜等。

菌藻类食物富含蛋白质、膳食纤维、碳水化合物、维生素和微量元素，并含有丰富的生物活性物质。蛋白质含量以蘑菇、香菇、发菜最为丰富，在 20% 以上，蛋白质的氨基酸组成较均衡，必需氨基酸含量占蛋白质总量的 60% 以上；脂肪含量低，约 1%；碳水化合物含量差别较大，干品在 50% 以上，如蘑菇、香菇、银耳、木耳等，鲜品较低，如金针菇、海带等，不足 7%；胡萝卜素含量差别较大，紫菜和蘑菇中含量丰富，其他菌藻较低，维生素 B_1 和维生素 B_2 含量也较高；微量元素含量丰富，尤其是铁、锌、硒。另外，海带、紫菜中还含有丰富的碘，每 100g 干海带中碘含量可达 36mg。

四、水　　果

水果所含营养素与蔬菜类似，主要提供维生素和矿物质，水果中的有机酸如果酸、柠檬酸、苹果酸、酒石酸等含量十分丰富，能够增进食欲，同时对维生素 C 的稳定性有保护作用；水果富含果胶等膳食纤维，有利于降低胆固醇、预防动脉硬化，促进有害物质排出；另外，水果还含有类黄酮物质、芳香物质等植物化学物质，有益于人体健康。

鲜果种类很多，主要有苹果、橘子、桃、梨、杏、葡萄、香蕉、菠萝等，蛋白质、脂肪含量较低；碳水化合物含量差异较大；硫胺素和核黄素含量不高，胡萝卜素和维生素C含量因品种不同而异，含胡萝卜素最高的水果是柑橘、杏和鲜枣，含维生素C丰富的水果为鲜枣、野生酸枣、草莓、猕猴桃、橙、柑橘、柿等；矿物质含量差别不大，其中枣中铁的含量丰富。

干果是鲜果经过加工晒干后制成，如葡萄干、杏干、蜜枣、柿饼等。由于加工的影响，维生素损失较多，尤其维生素C。但是干果便于储运，别具风味，有一定的食用价值。

野果在我国蕴藏十分丰富，这类资源亟待开发利用。野果除了具备一般水果的基本营养素外，在维生素C、有机酸和生物类黄酮等抗氧化物质的含量和种类上有着显著特征。

（1）沙棘 果实含较多维生 C（1000～2000mg/100g）、胡萝卜素和维生素E等。

（2）猕猴桃 维生素含量700～1300mg/100g，最高可达2000mg，并含有生物类黄酮和其他未知的还原物质。

（3）刺梨 盛产于西南诸省，维生素C 2585mg/100g，比柑橘高50～100倍，含有丰富的生物类黄酮（6000～12000mg/100g）。

（4）番石榴 维生素C 358mg/100g，并含有胡萝卜素、核黄素等。

五、坚　　果

坚果可以分为油脂类和淀粉类。前者富含油脂，包括核桃、榛子、杏仁、松子、腰果、花生、葵花籽、南瓜子等，后者淀粉含量高而脂肪很少，包括板栗、银杏、莲子、芡实等。多数坚果可以不经烹调直接食用，但是花生、瓜子等一般经炒熟后食用。

坚果是植物的精华部分，营养成分相当丰富。坚果蛋白质含量较丰富，多为12%～22%，南瓜子、西瓜子的蛋白质含量更高；脂肪含量很高，40%左右，其中松子、杏仁、榛子、葵花籽高达50%以上，但是其组成多为不饱和脂肪酸，同时富含必需脂肪酸，是优质的植物脂肪；碳水化合物含量差别较大，多在15%以下，但是板栗、腰果、莲子中含量较高；坚果是维生素E和B族维生素的良好来源，黑芝麻中维生素E含量可高达50.4mg/100g，板栗和莲子中含少量维生素C；坚果富含钾、镁、磷、钙、铁、锌、硒、铜等矿物质，铁含量以黑芝麻最高，硒含量以腰果最多，榛子中含有丰富的锰，另外，值得注意的是，坚果中普遍含有较高的锌。近年来多项研究表明，坚果具有多酚类等植物化学物质，有延缓衰老、抗肿瘤、抗辐射、降血脂、调节血压等作用。这些作用被认为是不饱和脂肪酸、膳食纤维、抗氧化的维生素和矿物质以及多酚类物质的协同作用。

榛子、核桃、杏仁、腰果，被人们称为"世界四大坚果"。

在榛子的主产地土耳其，除了单独食用以外，它更是各种糕点、冰淇淋、巧克力等甜食中不可缺少的搭配。土耳其人日常以肉食为主，烧肉或烤肉是最主要的食物，但有一个奇怪的现象是，大部分土耳其人的血脂指标都很正常，并没有因为食肉过多而损害健康。土耳其伊斯坦布尔医科大学的研究人员解释，这是因为榛子具有降低胆固醇的作用，避免了肉类中饱和脂肪酸对身体的危害，能够有效地防止心脑血管疾病的发生。榛子有一种天然香气，具有开胃功效，其中丰富的纤维素还有助消化和防治便秘的作用。对于每天坐在电脑前工作的白领来说，多吃点榛子等坚果，可以增强面部肌肉的咀嚼能力，进而起到提高视力的效果。

核桃在中国被称为"长寿果"，在国外则被叫做"益智果"，从古到今，它都被认为是最适合脑力劳动者食用的坚果。

杏仁不仅是一种营养素密集型坚果，含有丰富的不饱和脂肪酸、维生素和钙、铁等矿物质，在许多文化中，它还是浪漫和健康的代表。中医也认为，它可以润肺除燥，尤其适合寒冷干燥的秋冬季食用。此外，它还是富含带负电荷的非金属离子，在人体内能够与带正电荷的金属离子结合，把诱发病变的铅、汞、镉等金属离子排出体外，以及具有清除人体内自由基、预防疾病和抗衰老的作用。

腰果中的脂肪含量占47%、蛋白质为22%，此外，还含有维生素及锌、钙、铁等矿物质。腰果所含的脂肪，大部分也是不饱和脂肪酸，其中的亚油酸和亚麻酸可起到预防动脉硬化、脑中风等疾病的作用。不过，与其他坚果相比，腰果中对人体不利的饱和脂肪酸含量要稍高一些，占到20%左右。四大坚果中，核桃的饱和脂肪酸含量最低，只有6%，而杏仁有10%，榛子有7%。因此，腰果的食用量一定要适当控制，避免吃得太多。此外，腰果含有多种过敏原，对于过敏体质的人来说，可能会造成一定的过敏反应。因此，第一次吃腰果的人，最好不要多吃，可先吃一两粒后停十几分钟，如果不出现过敏反应再吃。

第二节　动物性食物的营养特点

动物性食物包括畜禽肉、蛋及蛋制品、水产品、乳及乳制品，是人体优质蛋白质、脂类、脂溶性维生素、B族维生素和矿物质的主要来源。

一、畜　禽　肉

肉类是食用价值很高的食品，包括牲畜、禽类的肌肉、内脏及其制品。畜肉包括猪肉、牛肉和羊肉等；禽肉包括鸡肉、鸭肉和鹅肉等。肉类不仅能提供人体所需要的蛋白质、脂肪、无机盐和维生素，而且滋味鲜美，营养丰富，容易消化吸收，饱腹作用强，可烹调成多种多样的菜肴。

1. 蛋白质

畜肉蛋白质含量占10% ~20%。畜肉类蛋白质含有充足的人体必需氨基酸，而且在种类和比例上接近人体需要，易消化吸收，蛋白质营养价值很高，为利用率高的优质蛋白质。

猪瘦肉的蛋白质含量平均在13%左右；禽肉中的蛋白质含量高于猪肉，其中鸡肉的蛋白质含量约为20%，鹅肉约为18%，鸭肉约为16%。禽肉所含的蛋白质都是完全蛋白质，是老年人、心血管疾病患者较好的蛋白质食品来源，对体质虚弱、病后或产后的人群也非常适宜。

禽肉，尤其是鸡肉中还含有大量的赖氨酸，其含量比猪肉高10%以上。赖氨酸是谷类食物的第一限制氨基酸。对以谷类为主食的中国人来说，鸡肉无疑是一种极好的补充赖氨酸的天然食物。而且鸡肉中甲硫氨基酸的含量也很丰富，因此可弥补牛肉及猪肉的不足。

2. 脂肪

畜肉类脂肪以饱和脂肪酸为主，熔点较高，主要成分是甘油三酯，还有少量卵磷脂、胆固醇和游离脂肪酸。胆固醇多存在于动物脑和内脏：猪脑为2.571g/100g，猪肾0.345g/100g，猪肝0.288g/100g，瘦猪肉0.081g/100g，牛脑2.447g/100g，牛肝0.297g/100g，瘦牛肉0.058g/100g。

猪肉等畜肉的脂肪含量高，主要以饱和脂肪为主，不利于心脑血管健康；禽肉的脂肪含量比猪肉等畜肉少，而且含有较多的不饱和脂肪酸，如亚油酸含量达20%左右，易于消化吸收。

3. 碳水化合物

畜禽肉中的碳水化合物以糖原形式存在于肌肉和肝脏中。宰后的动物肉尸在保存过程中，由于酶的分解作用糖原含量会逐渐下降。

4. 矿物质

畜禽肉矿物质总含量占0.8%~1.2%。钙含量较低，为7.9mg/100g；铁含量丰富，以血红素铁的形式存在，因其生物利用率高，所以畜禽肉是膳食铁的良好来源。

5. 维生素

畜禽肉中B族维生素含量丰富，肝脏中富含维生素A和核黄素。鸡肝维生素A含量最为丰富，且鸡肉维生素A含量比牛肉和猪肉高出许多。

二、水　产　品

水产品包括鱼类、软体类、甲壳类、海藻类等动植物，是蛋白质、矿物质和维生素的良好来源。深海鱼含有丰富的EPA和DHA，对于降低心血管疾病和癌症的发生有重要作用；贝壳类含锌最丰富；鱼油和鱼肝油是维生素A、维生素D、维生素E的重要来源，海产品中的碘，对于补充人体需要、预防碘缺乏病具有重要意义；海参中含有海参黏多糖、海参皂苷、牛磺酸、谷胱甘肽等生物活性物质，对于延缓衰老、降低慢性疾病的发生、预防癌症，具有重要意义。

1. 鱼类的营养特点

鱼类蛋白质属于优质蛋白质，肌肉纤维较短，肌球蛋白和肌浆蛋白之间关系疏松，因而组织软弱细嫩，蛋白易于消化吸收，营养价值很高；脂肪多由不饱和脂肪酸组成，占60%以上，熔点较低，消化率高达95%左右；碳水化合物含量较低，主要以糖原形式存在，还有黏多糖，如硫酸软骨素、透明质酸、软骨素等；鱼肉含一定数量的维生素 A、维生素 D，维生素 B_2、烟酸等的含量也较高，维生素 C 含量较低。鱼油和鱼肝油是维生素 A、维生素 D 的重要来源，也是维生素 E 的来源；鱼类含丰富的锌、硒和磷，钙、钠、氯、钾、镁等含量也较多，海鱼富含碘，约为 $500 \sim 1000\mu g/kg$，而淡水鱼含碘仅为 $50 \sim 400\mu g/kg$。

2. 甲壳类和软体动物类的营养特点

主要包括虾、蟹、贻贝、扇贝、章鱼、乌贼和牡蛎等。蛋白质含量丰富，且含有全部必需氨基酸，其中酪氨酸和色氨酸的含量比牛肉和鱼肉高，在贝类肉质中还含有丰富的牛磺酸，含量普遍高于鱼类，尤其以海螺、毛蚶和杂色蛤为最高；脂肪和碳水化合物含量较低；维生素含量与鱼类相似；矿物质中钙、钾、钠、铁、锌、硒、铜等含量丰富，其中以硒最丰富，如海虾、海蟹、牡蛎、贻贝、海参等，铁的含量以鲍鱼、河蚌、田螺为最高，河蚌中还有丰富的锰。

除此之外，中医认为，虾有强壮补精的作用，虾皮是很好的补钙食品；蟹有散结化瘀、通经络、退热的功效，但脾胃虚寒者不宜食用；海参、鲍鱼、鱼翅、甲鱼等是上好的滋补品，能够提高人体免疫力，抑制某些癌细胞及多种微生物的生长。

三、蛋类及蛋制品

常见的蛋类包括鸡蛋、鸭蛋、鹅蛋、鹌鹑蛋等，蛋类的各种营养素含量丰富，吸收率高，是一类营养价值较高的食品。

1. 蛋白质

鸡蛋全蛋的蛋白质含量约为12%，蛋清中略低，蛋黄中较高。鸡蛋蛋白质含有人体所需的各种氨基酸，且氨基酸组成和合成人体组织蛋白所需模式相近，易消化吸收，其生物学价值达95，是最理想的优质蛋白质。

2. 脂肪

主要集中在蛋黄，主要包括中性脂肪、磷脂、胆固醇。蛋黄中的脂肪几乎全部以与蛋白质结合的形式存在，磷脂主要是卵磷脂、脑磷脂和神经鞘磷脂，乳化性能良好，消化吸收率高。

3. 碳水化合物

含量较低。

4. 维生素

鸡蛋所含的维生素大部分也是集中在蛋黄，包括所有的 B 族维生素、维生素 A、维生素 D、维生素 E 和少量维生素 C。

5. 矿物质

鸡蛋中的矿物质也是集中在蛋黄，蛋清含量较低。蛋黄中钙、磷、铁、锌、硒等矿物质含量丰富。值得注意的是，蛋中铁含量虽然较高，但是生物利用率低。蛋中的矿物质含量受饲料因素影响较大，饲料中硒含量上升，则蛋黄中硒含量增加，添加有机硒更容易在蛋黄中积累，此外，锌和碘对硒的沉积也有显著影响，饲料中添加碘，不仅能提高硒的吸收和转化，还能使蛋中碘含量上升。因此，通过添加硒和碘的方法可以生产富硒鸡蛋和富碘鸡蛋。目前市场上已有富硒蛋、富碘蛋、高锌蛋、高钙蛋等特种鸡蛋或鸭蛋销售。

四、乳类及乳制品

人们经常食用的乳类有牛乳和羊乳。乳类经过浓缩、干燥及发酵等工艺可制成乳制品，如乳粉、酸乳、炼乳等。

乳及乳制品几乎含有人体需要的所有营养素，是人体优质蛋白、钙、维生素A 和维生素 B_2 的主要来源，易于消化吸收，是老幼病弱者的营养滋补品，更是初生婴儿的主要食粮。与多数动物性食物不同，乳中呈碱性元素略多于呈酸性元素，为弱碱性食品。某些乳制品加工时出去了大量水分，故其营养素含量比鲜乳高，但某些营养素受加工的影响，相对含量有所下降。

(一) 乳类的营养特点

1. 蛋白质

牛乳约含 3.5% 蛋白质（母乳约 1.25%），而且以酪蛋白为主，其次为乳白蛋白和乳球蛋白。它们都含有全部必需氨基酸，其相对含量与鸡蛋蛋白质近似，消化率较高，为 96.1%。酪蛋白占蛋白总量 86% 左右，乳白蛋白约 9%，乳球蛋白约 3%，其他还有血清蛋白、免疫球蛋白及酶等。

2. 脂肪

牛乳中含脂肪 3.4% ~ 3.8%（母乳约 3.7%），呈微细的脂肪颗粒（直径2 ~ 5μm）高度分散于牛乳中，故易消化吸收，其消化率达 97%。脂肪的组成以饱和的棕榈酸和硬脂酸为主，约占 40%，不饱和的油酸占 30%，亚油酸和亚麻酸仅占 3.0%，人体必需脂肪酸含量少。乳中脂肪是脂溶性维生素的载体，对乳品的风味和口感也起到重要作用。

3. 碳水化合物

牛乳中的碳水化合物主要是乳糖。乳糖有调节胃酸，促进胃肠蠕动和消化液分泌，促进肠道中某些乳酸菌繁殖，抑制腐败菌生长的作用。

4. 维生素

牛乳中维生素的含量与牛的饲料与天气情况有关，夏季奶牛吃青草多，牛乳维生素 A 含量也较高。夏季日照长，维生素 D 的含量较高。每 100g 牛乳含核黄素 160μg，硫胺素 45μg。牛乳中维生素 C、维生素 D 含量不多，因此以牛乳为食物的婴儿要注意维生素 C、维生素 D 的补充或对牛乳进行强化。

5. 无机盐

牛乳中含有无机盐 0.7% ~75%，羊乳为 0.9%，而且富含钙、磷、钾。1L 牛乳可提供 1g 钙，且牛乳中钙与磷的比值为 1.2∶1，接近母乳（母乳为 1∶1），消化吸收率高，故能保证婴儿对钙的需要。牛乳中铁很少，只有 0.2mg/100g，为母乳的 1/5，属于贫铁性食物。婴儿如以牛乳为主食喂养时，也需及时增添含铁的食品，如蛋黄、猪肝泥、青菜泥等。此外，牛乳中还含有铜、锌、锰、碘、钼等微量元素。

（二）乳制品的营养特点

1. 酸乳

酸乳是在消毒鲜乳中接种一定量的乳酸杆菌、嗜热链球菌等，并使其在控制条件下生长繁殖，使其中的酪蛋白凝固而制成的黏稠状制品。牛乳经乳酸菌发酵后，游离的氨基酸和肽增加，因此更易消化吸收；酸乳中的乳糖减少，使乳糖酶活力低的成人易于接受；维生素 A、维生素 B_1、维生素 B_2 等的含量与鲜乳含量相似，但叶酸含量增加了 1 倍左右，胆碱也明显增加；此外，酸乳酸度增加，有利于保护维生素；乳酸菌进入肠道可抑制腐败菌生长，调整肠道菌相，保证肠道健康。

优酸乳并非酸乳，而是含乳饮料，主要原料是水和牛乳。蛋白质含量通常只有不到 1%，其营养价值和酸乳不可同日而语，不能用来代替牛乳或酸乳。

2. 干酪

干酪是一种发酵乳制品，其性质与常见的酸乳有相似之处，都是通过发酵过程来制作的，也都含有可以保健的乳酸菌，但是干酪的浓度比酸乳更高，近似固体食物，营养价值也因此更加丰富。每千克干酪制品由约 10kg 牛乳浓缩而成，含有丰富的蛋白质、钙、脂肪、磷和维生素等营养成分，是纯天然食品。就工艺而言，干酪是发酵的牛乳；就营养而言，干酪是浓缩的牛乳。

干酪的起源，最普遍的说法认为它是由游牧民族发明的。他们早先将鲜牛乳存放在牛皮背囊中，但往往几天后牛乳就发酵变酸。后来他们发现，变酸的牛乳在凉爽湿润的气候下经过数日，会结成块状，变成极好吃的干酪，于是这种保存牛乳的方法得以流传。干酪也一直是这些游牧民族的主要食物之一。虽然干酪比较耐储藏，但干酪其实始终处于发酵过程中，所以储藏时间太长也会变质。

第三节　其他食物的营养特点

一、茶　叶

茶叶所含的营养物质相当丰富，包括蛋白质、碳水化合物、脂类、维生素、无机盐。蛋白质一般 20%～30%，但能溶于水而被利用的只有 1%～2%；含 2%～4% 的多种游离氨基酸，易溶于水而被吸收利用；脂肪含量 2%～3%，包括磷脂、糖脂和各种脂肪酸，其中亚油酸和亚麻酸含量较多；碳水化合物含量 20%～25%，多为不溶于水的多糖；维生素含量非常丰富。

此外，茶叶中的非营养成分较多，主要包括多酚类、色素、茶氨酸、生物碱、芳香物质、皂苷等。茶鲜叶中多酚类的含量一般 18%～36%，包括儿茶素、黄酮、花青素和无色花青素类、酚酸等，其中儿茶素含量达 12%～24%，是茶叶中多酚类物质的主体成分。茶多酚是自然界中最强有力的抗氧化剂之一，试验证明，10μg/mL 茶多酚的作用可以相当于 200μg/mL 维生素 E 的作用，茶多酚可以使致癌物失去活性，阻断亚硝酸胺的形成，抑制癌细胞生长，对防治癌症有一定作用。

咖啡碱是茶叶生物碱中含量最多的，夏茶比春茶含量高，其与茶黄素形成的复合物，具有鲜爽味，茶中含有的芳香物质，大部分是在茶叶加工过程中形成的。

按照茶叶在加工过程中发酵程度的不同，可将茶叶分为发酵茶、半发酵茶和不发酵茶；按照色泽，可将茶叶分为红茶、绿茶、黄茶、白茶和黑茶等。

（1）绿茶　属于不发酵茶，特点是香醇、汤清、叶绿。

（2）红茶　属于发酵茶。茶叶中的茶多酚经过酶促氧化聚合以及其他一系列的特质转化，形成了有色的茶黄素、茶红素和茶褐素。我国红茶主要有小种红茶、工夫红茶和红碎茶等品种。

（3）乌龙茶　属于半发酵茶。我国乌龙茶主要有大红袍、铁观音、台湾冻顶乌龙等品种。

（4）黑茶　黑茶是我国边疆少数民族日常生活中不可缺少的饮品。我国黑茶主要有安化黑茶、普洱茶、六堡茶等品种。

（5）黄茶　是经绿茶发展而来的，品质特点是叶黄、汤黄、香气清悦、味厚爽口。我国黄茶主要有君山银针、北港毛尖、霍山黄大茶、广东大青叶等品种。

（6）白茶　我国主要有银针、白牡丹、贡眉等品种。

（7）再加工茶　包括花茶类、茶饮料和药用保健茶等。花茶是配以花香窨制而成，既保持了纯正的茶香，又兼备鲜花馥郁的香气。有茉莉花、白兰花、株兰花、栀子花、桂花、玫瑰花等，其中以茉莉花最为常见；茶饮料是茶叶的新型加工品种，包括固体和液体茶饮料制品，如罐装饮料茶、浓缩茶和速溶茶；药用保健茶是茶和某些中草药或食品拼合调配后制成的各种保健茶，种类繁多，功效也不同。

二、蜂　蜜

蜂蜜是由蜜蜂采集花蜜酿制而成。由于各种植物开花季节及植物种类不同，蜂蜜在质量上也略有差异，其中以枣花蜜质量最优。

蜂蜜中含有 60 多种有机成分。主要成分是糖类，包括果糖、葡萄糖、蔗糖，故蜂蜜味甜而鲜美；其次是蛋白质、脂类、多种有机酸、多种酶类、多种矿物质和维生素，有机酸主要是苹果酸、乳酸、甲酸等，矿物质以钾、钙、镁、硅、铁、铜、锰较多，维生素中以硫胺素、核黄素、维生素 D、维生素 E、烟酸、泛酸等较多；此外，蜂蜜还含天然芳香化合物、色素和蜡质等。

蜂蜜营养素种类多、含量丰富，是极佳的滋补营养品，也是治病良药。中医认为，蜂蜜生食性凉，能清热；熟食性温，能补中；蜂蜜味甘而平，能解毒；柔而濡泽，能润燥；缓而去疾，能止心腹肌肉疮疡之疼痛。古今临床经验表明，蜂蜜对肝炎、肝硬化、脂肪肝、高血压、动脉硬化、糖尿病、神经衰弱、胃炎、溃疡病、贫血、肺结核、慢性支气管炎、便秘等许多疾病的康复有促进作用。

三、蜂　王　浆

蜂王浆是天然营养滋补品。它是蜂王一生的食物，也是各种蜜蜂小幼虫(1～3 日龄）的乳品，故又称蜂皇浆、王浆或蜂乳。其是经青年工蜂头部营养腺中所分泌出来的混合物，呈白色或淡黄色，略带香甜味，并有较强酸涩、辛辣气味的黏稠浆状液物。蜂王浆是蜜蜂采食了花蜜、花粉等蜜粉源植物的有效成分，经充分消化、吸收后，在营养腺中加工升华而成，含有丰富蛋白质、维生素、近 20 种氨基酸和生物激素。它珍稀名贵，出产奇特，成分复杂，有着极强的保健功能和奇异的医疗效用。主要作用有：强身、滋补、健脑、增强机体免疫力等。

蜂王浆中含有丰富的蛋白质，具有调整机体新陈代谢和提高机体免疫力的作用；含有人体所需的全部必需氨基酸；含有大量多种维生素，其中 B 族维生素含量最多，还有肌醇、维生素 E 等；还富含矿物质（钾、钙、镁、钠等）、酶类（抗坏血酸氧化酶、转氨酶等）和激素等。其大致有如下几点生理功能。

1. 改善营养、补充脑力

蜂王浆中含有大量的营养素，经常食用能改善营养不良的状况，治疗食欲不振、消化不良，可使人的体力、脑力得到加强，情绪得到改善。

2. 提高人体免疫力

蜂王浆中含有球蛋白，能明显提高人体免疫力，大部分人群食用蜂王浆一段时间后，体力充沛，患感冒和其他疾病的几率减少。

3. 预防心脑血管疾病

长期服用蜂王浆对三脂异常症、血管硬化、心律不齐、糖尿病等疾病患者均有很好的改善效果。

4. 改善贫血

蜂王浆中含有铜、铁等合成血红蛋白的物质，有强壮造血系统，使骨髓造血功能兴奋等作用，临床上已用于辅助治疗贫血等疾病。

5. 消炎、止痛、促进伤口愈合

蜂王浆中的 10 – HDA，即王浆酸，有抗菌、消炎、止痛的作用，可抑制大肠杆菌、化脓球菌、表皮癣菌、结核杆菌等十余种细菌生长。医学临床上用王浆和蜂蜜配制成外用纱条，用于烫伤、冻伤、创面，其止痛、消炎，改善创面血循环及营养等效果明显优于凡士林等外用纱条。

6. 预防癌症

实验表明，蜂王浆能抑制癌细胞扩散，使癌细胞发育出现退行性变化，对癌症起到很好的预防作用。

7. 蜂王浆是一种很好的美容剂

由于蜂王浆中含有丰富的维生素和蛋白质，还含有 SOD，并有杀菌作用，是一种珍贵的美容用品，长期使用，皮肤红润有光泽。

第四章　合理营养与平衡膳食

合理营养又称为合理膳食、科学饮食。合理营养是保证人体健康的重要因素之一，良好的膳食结构是合理营养的前提。足够和平衡数量的营养素以及能量对满足人体正常生理需要、促进生长发育、增强人体体质、提高工作效率、预防疾病和促进人体健康有非常重要的作用，而营养素和能量的主要来源是食物，合理营养离不开平衡的膳食。合理营养与平衡膳食可以使人保持体力充沛，精神愉快；使人的身体、智力、情绪、外貌保持最佳状态，增强自信；同时也是预防疾病、延缓衰老、延年益寿、提高生活质量的关键。

第一节　膳　食　结　构

一、膳食结构的概念

膳食结构是指膳食中各类食物的种类、数量和比例。合理的膳食结构应达到：营养素的种类齐全、数量充足、比例适宜、有利于人体消化吸收。膳食结构不是一成不变的，通过适当干预可以促使其向更利于健康的方向发展。

合理膳食包括膳食中不含对人体有害的物质，符合食品卫生标准；摄入的食物经过合理烹调，具有良好的感官性状，促进食欲，便于人体消化吸收；有良好的饮食习惯，既不暴饮暴食，也没有偏食、挑食、厌食的不良习惯；保持良好的情绪和进食环境。

自然界中没有任何一种食物含有人体所需的全部营养素，各类食物所含的营养素的种类、数量和性质等差别较大，因而营养价值也各不相同。为了维持人体的健康，必须把不同食物搭配起来食用，合理安排膳食的构成。所谓合理的膳食结构包括：①能量摄入与消耗平衡；②膳食中各种营养成分之间达到平衡。

二、四大代表性的膳食结构

全世界范围内有四种有代表性的膳食结构。

1. 日本模式——动植物食物平衡的膳食结构

以日本为代表，膳食中动物性食物与植物性食物的比例比较适当。每人每天平均获得的总能量在2000kcal左右，供能营养素的比例为：碳水化合物57.7%，脂肪26.3%，蛋白质16.0%；其中动物性蛋白占总蛋白的42.8%，在动物性食品中海产品的比例占50%以上。该类型的膳食结构既能满足机体需要，又不至于营养过剩，成为世界各国调整膳食结构的参考。

2. 发展中国家模式——以植物性食物为主的膳食结构

发展中国家多为此种膳食结构，如印度、巴基斯坦等国家。各类食物比例大，动物性食物消费量低。该类型的膳食结构的优点是膳食纤维充足，动物脂肪少，有利于预防冠心病和高脂血症，不足是会导致体质虚弱、劳动生产率低，甚至引发营养缺乏病。

3. 欧美模式——以动物食物为主的膳食结构

多数欧美发达国家为此种膳食结构。动物性食品消耗量很大，高能量、高脂肪、高蛋白、低膳食纤维是其主要特点，每人每天平均获得的能量高达 3300 ~ 3500kcal。心脏病、脑血管病和恶性肿瘤成为这些国家的主要死亡原因，尤其是心脏病的发病率明显高于发展中国家。

4. 地中海模式

以居住在地中海地区的意大利、希腊（尤其是克里特地区）的居民为典型代表。此类膳食结构的突出特点是饱和脂肪酸含量低，不饱和脂肪酸摄入较多，膳食含大量碳水化合物。该膳食结构的特点是食品加工程度低，新鲜度高，经常吃新鲜的蔬菜、水果、鱼、谷物，橄榄油为主要食用油，每天食用适量酸乳和干酪，成年人每天喝少量葡萄酒，每周食用适量鱼、禽、蛋，每月食用几次红肉（猪、牛、羊肉及其制品）。虽然地中海膳食结构中脂肪摄入量并不低，但是对心脑血管疾病有很好的预防作用，已成为西方国家改进自己国家膳食结构的重要参考。

三、我国膳食结构的特点和问题

1. 我国居民膳食结构的特点

我国传统的膳食结构是以粮谷类为主食，薯类、蔬菜摄取多，动物性食物摄取较少，基本属于以植物性食物为主的膳食结构，具有高碳水化合物、高膳食纤维、低动物脂肪的特点。随着国民经济的持续快速发展和人民生活水平的提高，我国居民的膳食、营养状况有了明显改善，当前城乡居民的能量及蛋白质摄入量已经得到基本满足，肉、禽、蛋等动物性食物消费量明显增加，优质蛋白的比例迅速上升，但同时我们也面临营养缺乏和营养过剩的双重挑战。

2. 我国居民膳食结构存在的主要问题

（1）脂肪摄入量过高、谷类食物摄入不足　我国城市居民动物性食物摄入量增多，在动物性食物消费中，猪肉等畜肉的消费比例偏高，约占80%左右，而鱼类等海产品以及禽、蛋、乳等摄取偏少，2002 年的全国膳食营养调查表明，城市居民平均每日油脂消费量由 1992 年的 37g 增加到 44g，脂肪供能比达到35%，超过世界卫生组织推荐量的上限 30%；而谷类食物消费偏低，供能仅为47% 左右，明显低于世界卫生组织推荐的 55% ~65%（表 4 −1）。城市居民的疾病模式已经从以急性传染病和寄生虫病居首位转化为以超重、肥胖、高血压、糖尿病、肿瘤和心脑血管病为主的慢性非传染性的现代文明病，而膳食结构的变化是重要的影响因素之一。特别应该指出的是，脂肪摄入最多，体力活动最少的人，患上述各种慢性疾病的机会最多。

表 4 - 1　　　　　　1992 年与 2002 年全国城乡居民膳食结构比较（1）　　　　单位:%

分　类	城乡合计		城市		农村	
	1992 年	2002 年	1992 年	2002 年	1992 年	2002 年
谷类食物供能比例	66.8	57.0	57.4	47.4	71.7	60.7
动物性食物供能比例	9.3	13.7	15.2	19.2	6.2	11.6
脂肪供能比例	22	29.8	28.4	35.4	18.6	27.7

（2）微量营养素缺乏，一些营养缺乏病仍然存在　2002 年"中国居民营养与健康状况调查"的结果表明，钙、铁、维生素 A 等营养素缺乏是我国城乡居民普遍存在的问题。全国城乡居民钙摄入量平均仅为每天 391mg，相当于推荐摄入量的 41%；我国居民平均贫血患病率为 15.2%，其中最主要的原因是缺铁性贫血；3～12 岁儿童维生素 A 缺乏率为 9.3%，维生素 A 边缘缺乏率为 45.1%，其中城市为 29.0%，农村为 49.6%。另外，儿童营养不良在我国农村地区仍然比较严重。

（3）不科学、不合理的消费习惯依然存在　酒类尤其是高酒精度白酒的消费过多，饮酒与高血压和血脂异常的患病危险密切相关；饭店用餐增加；乳类和豆类及其制品摄入过低；食盐摄入量偏高仍是全国普遍存在的问题，高盐饮食与高血压的患病风险密切相关，食盐的摄入量应控制到每人每日 6g 以下（表 4 - 2）。

表 4 - 2　　　　　　1992 年与 2002 年全国城乡居民的膳食结构比较（2）　　　　单位:%

分　类		城乡合计		城市		农村	
		1992 年	2002 年	1992 年	2002 年	1992 年	2002 年
能量的食物来源	谷类	66.8	57.9	57.4	48.5	71.7	61.5
	豆类	1.8	2.6	2.1	2.7	1.7	2.6
	薯类	3.1	2.0	1.7	1.4	3.9	2.2
	动物性食物	9.3	12.6	15.2	17.6	6.2	10.7
	纯热能食物	11.6	17.3	14.3	19.3	10.2	16.5
	其他	7.4	7.6	9.4	10.5	7.2	6.5
能量的营养素来源	蛋白质	11.8	11.8	12.7	13.1	11.3	11.3
	脂肪	22.0	29.6	28.4	35.0	18.6	27.5
	碳水化合物	66.2	58.6	58.9	51.9	70.1	61.2

第二节　合理营养与平衡膳食

一、合理营养的原则

1. 能量供需平衡

能量的摄取和消耗要平衡。长期过量供给能量，会使体内脂肪堆积，体重增加，从而增加心、肺等器官的负担，出现与肥胖相关的疾病；长期供给能量过少，身体会逐渐消瘦，抑制生长发育，降低身体对疾病的抵抗力和工作效率。

2. 各类营养素的种类、比例要合理

膳食中应含有人体需要的一切营养素。膳食中的优质蛋白质应占总蛋白质的1/3 以上，既要适当供给肉类、鱼类、蛋类、乳类等动物性食物，又要适当选择大豆及其制品等优质植物蛋白，另外，粮豆搭配、荤素搭配会明显提高膳食中蛋白质的利用率；脂肪的供给既要有动物脂肪，也要有植物脂肪，数量以 1∶1.5 为宜；糖类的绝大部分要由粮谷类的淀粉提供；维生素要种类齐全、比例恰当，一般水溶性维生素易流失，供给量宜多，而脂溶性维生素相对不宜过多；无机盐也要种类齐全、数量恰当，在补充锌、铁、钙、硒等元素时，要根据人体的具体情况具体分析；水的摄入量一般以平均每人每日 1.5L 为宜。

3. 合理搭配

(1)粗细搭配　与细粮相比，粗粮更有利于防止高血糖。适当多吃粗粮、选择血糖生成指数低的谷物。有利于避免肥胖和糖尿病等慢性疾病的发生。如将葡萄糖的血糖生成指数定为 100，则富强粉馒头为 88.1，粳米饭为 83.2，小米为71，糙米饭为 70，玉米粉为 68，大麦粉为 66，粗麦粉为 65，荞麦为 54，燕麦为55。在主食摄入量一定的前提下，每天食用 85g 的全谷食品能减少若干慢性疾病的发病风险，可以帮助控制体重。因此建议每天最好能吃 50g 以上的粗粮。

(2)荤素搭配　食物选择要多样化，营养全面，荤素搭配，且比例适当，有利于营养素之间相互取长补短。肉类、蛋类、乳类等动物性食物和植物性食物要合理搭配，前者含有较多赖氨酸，可以弥补粮食中赖氨酸不足的缺陷，后者含有较多蛋氨酸，可以弥补前者不足，从而达到相互弥补不足的目的，提高营养价值。

(3)颜色搭配　食物的颜色搭配与味道搭配、形状搭配等一起构成了食物的感官搭配，而在当前的平衡饮食过程中，颜色搭配尤其被人们所重视。如果把所有天然食物的颜色划分为红、黄、绿、白、黑五大类，那么在平衡饮食的过程中，将五种颜色的食物进行合理搭配，是当前营养学界流行和提倡的一个重要而实用原则。

①红色食物：红色食物有番茄、樱桃、草莓、杨梅、枸杞、红枣、山楂、红

豆、红薯、胡萝卜等，具有益气补血、促进血液生成、抗氧化等作用。红色源于番茄红素、胡萝卜素、铁和部分氨基酸等。

2003 年，美国《时代》杂志把番茄红素列在"对人类健康贡献最大的食品"之首，被称为"植物黄金"，具有高效抗氧化、抗辐射、预防癌症、保护心血管、增强免疫力、预防癌症等功效；红豆、红薯等是优质蛋白质、碳水化合物、膳食纤维、B 族维生素和多种矿物质的重要来源，可以弥补大米、白面中的营养缺失，经常食用可以提高人体对主食中营养素的利用率，被称为"红色生力军"；此外，相同重量的红薯只有大米能量的 30%，加之富含膳食纤维，在降低肠癌发生风险、防治便秘、降血脂、减肥等方面功效独特。

②黄色食物：黄色的代表食物有玉米、黄豆、小米、南瓜、生姜、以及柠檬、芒果、香蕉、菠萝、柑橘、橙、柚等黄色水果。黄色源于胡萝卜素和维生素 C，二者功效广泛而强大，在抗氧化、提高免疫力、维护皮肤健康、延缓衰老等方面有协同作用。

玉米含丰富的膳食纤维和 B 族维生素等，可刺激胃肠蠕动、加速粪便成形和排出，防治便秘、肠炎和肠癌，还可降血脂，一定程度上可以预防高血压和心脏病，中美洲的印第安人不易患高血压与他们以玉米为主食有关；黄豆是优质蛋白质、不饱和脂肪酸、钙及 B 族维生素的良好来源，同时含有大豆异黄酮、大豆卵磷脂等生物活性成分，在调节血脂、防治恶性肿瘤方面发挥作用；黄色的生姜含有姜醇、姜烯、姜酚等 72 种挥发性成分，有抗氧化、保肝、利胆、抗溃疡、抑制致癌物亚硝胺的合成等功能；黄色果蔬富含维生素 A 和维生素 D，具有明目、强筋壮骨、预防骨质疏松等作用。

③绿色食物：绿色食物被誉为胃肠道的天然"清道夫"，备受人们青睐。绿色食物有菠菜、韭菜、油菜、芥蓝、西兰花等绿色蔬菜、猕猴桃等绿色水果以及绿茶等。绿色来源于叶绿素、叶酸、维生素 C、维生素 A 原以及钙等矿物质。叶绿素是天然造血原料、优良的天然解毒剂，具有抗衰老、抗癌、排毒、养颜美肤等功能。多食绿色食物有舒肝强肝、促进体内代谢毒素和废物的排泄等功能。另外，绿色食物含丰富的膳食纤维，能够清理肠胃、防止便秘，减少直肠癌的发病率。经常吃绿色蔬菜能使身体保持酸碱平衡，有效预防癌症的发生。

④白色食品：白色食物有燕麦、大米、面粉、山药、白萝卜、白菜、豆腐、牛乳、百合、银耳等，此类食品含有丰富的淀粉、蛋白质等，很多就是主食，是膳食金字塔坚实根基的一部分，更是身体不可或缺的能量来源，能够促进疾病的康复。

⑤黑色食物：黑色食物有黑米、黑豆、黑芝麻、黑木耳、桑葚、茄子、海带、海参、香菇等，含有丰富的氨基酸以及铁、锌、硒、钼等十余种微量元素、维生素、亚油酸等营养素，有通便、补肺、提高免疫力和润泽肌肤、养发美容、抗衰老等作用。如黑米中含有人体所需的 18 种氨基酸，还含有丰富的铁、锰、

钙、锌等元素，营养成分远远高于普通稻米；黑豆有预防肥胖和动脉硬化的功效；黑芝麻中的维生素 E 含量极丰富，具有养颜润肤、通便、强身益寿的保健功效，长期以来被视为护肤养颜良方；蘑菇中含有能促进皮肤新陈代谢和抗衰老的抗氧化物质——硒，有助于加速血液循环，防止皱纹产生。

4. 合理烹调

科学的烹调方法要求使食物能够易于消化，并尽量减少营养素的损失，以最大程度地维持食物的营养价值。

(1)合理初加工　清洗原料要用净水认真洗涤，减少微生物、寄生虫卵和泥沙等杂物，保证食物卫生。其中尤其需要注意减少水溶性营养素的损失，如淘米时不要过度用水冲洗，更不要用热水，只要在能够浸没米的水中淘洗 2～3 次即可；另外，还应尽量先洗后切；刀工处理操作时间应尽量短，原料切块要稍大，并防止二次污染；现切现做，现做现吃，减少营养素被氧化产生的损失；用沸水焯料，能减轻原料色泽的改变并减少水溶性维生素的损失和破坏。

(2)合理成菜加工　烹调蔬菜一般要坚持"急火快炒"原则，可尽量减少营养素的损失；粮食类食物提倡焖或煮的烹调方法；煮粥时要盖上锅盖以免水溶性维生素等营养素随水蒸气挥发。

二、平 衡 膳 食

平衡膳食又称合理膳食或健康膳食。平衡膳食是指选择多种食物、经过适当搭配得到的膳食，能够满足人体生长发育和各种生理需要，以及劳动强度和生活环境的需要。

1. 平衡膳食的基本要求

(1)一日膳食中食物的构成要多样化，品种齐全，应包括谷类、豆类、薯类、蔬菜水果类、肉类、牛乳或乳制品等，做到粗细搭配、荤素搭配，重视合理烹调，提高消化吸收率，尽量减少营养素损失。

(2)满足营养素种类、数量、比例的平衡。如优质蛋白应占蛋白质总量的 1/2～2/3，动物性蛋白只占 1/3 左右；三餐供能的比例约为早餐 30%，午餐 40%，晚餐 30%。

2. 平衡膳食要注意四个平衡

(1)氨基酸平衡　食物中必须氨基酸的数量充足、比例越接近人体蛋白质氨基酸的比值，则吸收利用率越高，否则会引起氨基酸的不平衡。蛋类和乳类属于氨基酸平衡的食品。很多植物性食物的氨基酸结构不平衡，故其蛋白质的营养价值较低。以植物性食物为主的我国传统膳食结构，要注意纠正这个不平衡，最好的方法是食物的种类和数量要丰富，科学搭配，如豆类和谷类混合食用、谷类和肉类混合食用等。

(2)营养素之间的平衡　许多营养素之间具有促进和保护作用，如碳水化合物能够节约蛋白质，维生素 B_1 和维生素 B_2 能够促进碳水化合物和整个机体的代谢，维生素 C 促进铁的吸收，维生素 D 能够促进小肠对钙的吸收；也有一些营养素之间有相互抑制作用，如过量的膳食纤维会吸附钙、镁、锌、铁离子，抑制其消化吸收，铁与钙、锌之间有相互抑制作用等。因此要通过平衡膳食，使各种营养素之间的摄入量合理，才能保证营养素之间的平衡。

（3）能量与营养素之间的平衡　恰当摄取蛋白质、脂肪、碳水化合物三大能量营养素，既可以充分发挥其各自的生理作用，又能起到相互促进和保护作用，称为能量营养素之间的平衡。一般，成年人日需能量的60%～70%由碳水化合物供给，15%～25%由脂肪供给，10%～15%由蛋白质供给。

（4）酸碱平衡　正常情况下，健康人体的体液和血液的 pH 维持在 7.35～7.45 之间，而这主要是通过摄取适量的酸性和碱性食物来维持的。酸性食物主要包括肉、蛋、鱼、动物脂肪和植物油、米饭、面食、糖类甜食等，碱性食物主要包括蔬菜、茶叶、水果（高糖水果除外）、豆制品、牛乳等。

如果饮食不平衡，酸性食物摄取过多，会导致血液偏酸性，造成酸性体质，使人感到疲劳，引起肥胖，下腹突出，皮肤上容易变黑，长雀斑、痣等，甚至引起酸中毒。因此，在饮食中要注意酸性和碱性食物的合理搭配，尤其要控制酸性食物的比例。

第三节　中国居民膳食指南和平衡膳食宝塔

膳食指南是依据营养学原则，结合本国实际情况制定的指导大众科学饮食、合理营养的指导性文件。制定膳食指南的目的是教育大众采用平衡膳食的饮食行为，优化膳食结构，减少与营养有关的疾病，提高全民健康水平。膳食指南是合理膳食的基本规范、食谱设计的总原则、营养配餐的基本依据之一。

膳食指南是在长期社会实践的过程中发展起来的。通常由营养科研机构根据大量研究数据、临床观察与流行病学的调查等综合结果提出，由各国政府部门颁布，不仅具有科学性，更具有权威性。其文字通俗易懂，道理浅显明确，能够被广大民众理解和接受，因而在预防由于膳食结构失衡引起的营养缺乏病和慢性疾病方面发挥重要作用。

一、中国居民膳食指南

近10年来，我国城乡居民的膳食状况有了明显改善，但部分人群由于膳食结构不合理及身体活动减少等，引起肥胖、高血压、糖尿病、血脂异常等慢性病的发病率增加，成为威胁国民健康的突出问题。中国营养学会根据我国居民的营养现状并参考发达国家的营养研究成果，经过多次论证和修改，形成了 2007 版的《中国居民膳食指南》。其中一般人群（6 岁以上的健康人群）的膳食指南共 10 条内容：食物多样，谷类为主，粗细搭配；多吃蔬菜、水果和薯类；每天吃乳类、大豆或其制品；常吃适量的鱼、禽、蛋和瘦肉；减少烹调油用量，吃清淡少盐的膳食；食不过量，天天运动，保持健康体重；三餐分配要合理，零食要适当；每天足量饮水，合理选择饮料；如饮酒应限量；吃新鲜卫生的食物。

1. 食物多样，谷类为主，粗细搭配

从营养学的角度，可将食物分为五大类，同一类食物提供的营养素基本一致具有相同的营养特点。

（1）食物无好坏之分，合理即平衡　为了满足人体需要，人类必须通过食物摄取的营养素达 40 余种。每种食物各有其营养优势，没有好坏之分。但是如何选择食物的种类、数量和比例却存在合理与否的问题。如肥肉，营养成分主要是脂肪，对于能量不足或需求大的人来说是需要的供能食物，但是对于能量已经过剩的人来说，就不应该选择或尽量少选择。人体对各种营养素的需要量各不相同，每种天然食物中营养素的种类和数量也各不相同，所以必须将多种食物进行合理搭配，达到既能满足人体需要，又不过量的平衡状态。

建议每天进食的食物种类最好在 20 种左右，主食不少于 3 种。

（2）食物多样化才能摄入更多有益的植物化学物质　试验证实，西兰花、卷心菜等十字花科植物含有的异硫氰酸盐可以抑制由多种致癌物引发的癌症，流行病学调查表明，经常食用这些蔬菜的居民，胃癌、食管癌、肺癌的发病率低；几乎所有植物性食物都含有黄酮类化合物，大量研究表明，黄酮类化合物具有抗氧化、抗过敏、消炎等作用，有利于高血压等慢性疾病的预防。随着科学的发展，新的植物化学物质和新的生物活性物质会不断被发现，因此要摄取多样化的膳食，获得更多对健康有益的植物化学物。

（3）谷类食物仍是中国传统膳食的主体　坚持谷类为主，可以避免欧美等发达国家高能量、高脂肪、低膳食纤维膳食模式的缺陷，对预防心脑血管疾病、糖尿病、癌症等有重要意义。然而随着中国经济的发展和生活的改善，动物性食物和油脂在膳食中的比例增加。2002 年中国居民营养与健康状况调查表明，一些比较富裕的家庭中，动物性食物的消费量已经超过了谷类的消费，这类膳食提供的能量和脂肪过高、膳食纤维过低，对慢性疾病的预防不利。

一般成年人每天应摄入谷类食物 250～400g。

（4）粗细搭配有利于合理摄取营养　研磨程度高的大米和面粉比研磨程度低的颜色白、口感好，称为"细粮"；而相对于细粮以外的谷类及杂豆，包括小米、高粱、玉米、荞麦、燕麦、薏米、红小豆、绿豆、芸豆等，常称为"粗粮"。与细粮相比，粗粮中的膳食纤维、B 族维生素和矿物质含量要高得多，血糖生成指数较低，适当增加粗粮的摄入有利于避免肥胖和糖尿病等慢性疾病的发生。粗细搭配有两层含义：一是要适当多吃传统概念上的粗粮；二是要适当增加一些加工程度低的米、面。如精白面中的膳食纤维和维生素 B_1 只有标准粉的 1/3。

一般建议每天最好能摄取 50～100g 粗粮、杂豆或全谷类。

2. 多吃蔬菜、水果和薯类

（1）多吃蔬菜的营养学意义　一般新鲜蔬菜的水分含量 65%～95%，能量低（50kcal/100g），富含纤维素、半纤维素、果胶等膳食纤维以及维生素和矿物质以及植物化学物质，是膳食纤维和天然抗氧化物质的重要来源。富含蔬果和薯类的膳食对于保持肠道正常功能，提高免疫力，降低患肥胖、糖尿病、高血压等代谢性疾病的风险具有重要作用，同时能够增加饱腹感，控制能量摄取，有利于控制体重。近年来各国膳食指南都强调了增加蔬菜水果的摄入种类和数量。建议我国成年人每天摄取蔬菜 300～500g，其中深色蔬菜占一半以上，水果 200～400g，并注意增加薯类的摄取。

（2）深色蔬菜应占蔬菜总量的一半　深色蔬菜是指深绿色、深红色、深黄色或橘红色、深紫色的蔬菜，因其富含胡萝卜素、叶绿素、叶黄素、番茄红素、花青素等水溶性色素，具有很强的抗氧化功效，呈现特殊的生理活性，营养价值一般优于浅色蔬菜。根据营养调查的数据，消费量最多的前 15 位的深色蔬菜和前 15 位浅色蔬菜相比，前者的维生素 C 含量比后者高一倍。

常见的深绿色蔬菜：菠菜、油菜、芹菜叶、空心菜、木耳菜、莴笋叶、芥菜、西兰花、茼蒿、韭菜、芥蓝、萝卜缨等；常见的红色、橘红色蔬菜：番茄、胡萝卜、南瓜、红辣椒等；常见的紫色蔬菜：紫甘蓝、茄子、红苋菜等。

（3）水果的营养特点　水果所含碳水化合物比蔬菜多，如苹果和梨含果糖较多，葡萄、草莓含葡萄糖和果糖较多；水果含丰富的果酸、柠檬酸、苹果酸、酒石酸等有机酸，能刺激人体消化腺分泌消化液，增进食欲，利于消化；水果含丰富的膳食纤维，尤其是果胶这种可溶性膳食纤维，能够降低胆固醇，有利于预防动脉粥样硬化，还能与肠道中的有害物质如铅等结合，促进其排出体外；此外，水果中还含有黄酮类物质、芳香物质等植物化学物质，益于身体健康。

（4）蔬菜和水果不能相互代替　尽管蔬菜和水果在营养方面有很多相似之处，但是一般来说，多数蔬菜（尤其是深色蔬菜）的维生素、矿物质、膳食纤维和植物化学物质的含量高于水果，故水果不能代替蔬菜；水果中的碳水化合物、有机酸和芳香物质比新鲜蔬菜多，且水果食用前无需加热，其营养成分不受烹调因素的影响，故蔬菜也不能够代替水果。建议每餐有蔬菜，每日有水果。

（5）让薯类重回餐桌　近 20 年来，我国居民薯类的摄取量明显下降。常见的薯类有红薯、土豆、山药、芋头等。红薯中的胡萝卜素、维生素 B_1、维生素 B_2、烟酸、膳食纤维含量比谷类高；土豆中的钾、维生素 C 和膳食纤维也很丰富，既可以做主食，又可以当蔬菜，2008 年被定为"国际土豆年"，在世界范围内再次掀起了多吃薯类的风气。有人说吃土豆会使人发胖，诚然，土豆是蔬菜中能量很高的食物，但是如果把土豆当做主食来摄取，用蒸、煮、烤的烹调方式，避免油炸，就成了低能量食物。

建议适当增加薯类的摄取，每周吃 5 次左右，每次 50～100g。需要注意的是，薯类食物含淀粉较多，作为主食摄入时要注意适当减少其他主食的量，避免能量摄入过多。另外，薯类蛋白质含量偏低，儿童长期食用，应注意搭配富含优质蛋白质的食物，以免影响生长发育。

3. 每天吃乳类、大豆或其制品

(1) 乳与乳制品消费现状　乳类营养成分齐全，组成比例适宜，容易被人体消化吸收。含丰富的优质蛋白质和维生素，钙含量高，且利用率高，是膳食钙的极好来源。2002 年中国居民营养与健康状况调查结果显示，我国城乡居民人均钙摄入量仅为 389mg/d，不到推荐摄入量的一半，乳制品的人均实际摄入量为 27g/d，仅为发达国家的 5% 左右。

目前我国居民膳食钙的主要来源是蔬菜和谷薯类食物，乳类或其制品提供的钙不到 7%，钙的摄入量远远低于推荐摄入量，且农村的儿童青少年的优质蛋白质摄入量尤其偏低，因此，大力提倡乳类是改善我国居民营养健康状况的重要举措之一。建议每人每日饮乳 300g 或食用乳制品获得约 300mg 钙，再加上其他食物中的钙，基本就能满足人体钙的需要。有条件者可以摄取 500～1000g 乳，以保证钙的充足摄入。

(2) 大豆及其制品的营养特点　大豆含丰富的优质蛋白质、必需脂肪酸、矿物质、维生素和膳食纤维等，并含有磷脂、低聚糖、黄酮类、植物固醇等多种植物化学物质，是我国居民膳食中优质蛋白质的重要来源。

大豆蛋白质含量约 35%～40%，除蛋氨酸外，其余必需氨基酸的组成和比例与动物蛋白质相似，而且富含谷类缺乏的赖氨酸，是与谷类蛋白质互补的天然理想食物；大豆脂肪含量约 15%～20%，其中不饱和脂肪酸占 85%，亚油酸高达 50%，还有较多磷脂；碳水化合物约 25%～30%，一半是膳食纤维；大豆含丰富的钙、磷、铁和 B 族维生素，含一定数量的胡萝卜素和维生素 E；此外还含有大豆皂苷、大豆异黄酮、植物固醇、大豆低聚糖等植物化学物质，有多种保健功效。

2002 年中国居民营养与健康状况调查结果显示，我国居民平均每人日干豆类摄入量为 4.2g，豆制品摄入量为 11.8g，远低于中国居民平衡膳食宝塔的建议摄入量 30～50g。建议每人每天摄取 40g 大豆或其制品。以所提供的蛋白质计，40g 大豆分别相当于 200g 豆腐、100g 豆腐干、30g 腐竹、700g 豆腐脑、800g 豆浆。

(3) 牛乳和豆浆不能相互替代　豆浆中蛋白质含量与牛乳相当，且容易消化吸收，饱和脂肪酸、碳水化合物含量低于牛乳，不含胆固醇，适于老年人和心血管疾病患者。但是豆浆中钙和维生素 C 含量远低于牛乳，锌、硒、维生素 A、维生素 B_2 含量也比牛乳低。每克牛乳含 1mg 多的钙，成人每天喝 300g 牛乳，可以补充每天适宜摄取量的 1/3，而豆浆中由于加入了 10 倍左右的水，大大降低了钙的比例，通常同等体积的豆浆中钙的含量只有牛乳的1/7。

此外，大豆中的棉子糖和水苏糖在肠道细菌作用下发酵产生气体，会引起腹胀；大豆中植酸含量较高，可能会影响铁、锌等矿物质的生物利用；还含有一些胰蛋白酶抑制因子、脂肪氧化酶、植物红细胞凝集素等抗营养因子，但是对热不稳定，加热处理即可消除。因此，豆浆、牛乳各有营养特点，二者最好每天都饮用，或者交替饮用。

4. 常吃适量的鱼、禽、蛋和瘦肉

鱼、禽、蛋和瘦肉均属于动物性食物，是优质蛋白质、脂类、脂溶性维生素、B族维生素和矿物质的良好来源，是平衡膳食的重要组成部分。其蛋白质含量高、氨基酸组成更适合人体需要，由于富含赖氨酸，可与缺乏赖氨酸的谷类食物搭配，有明显的蛋白质互补作用。但是动物性食物一般都含有一定量的饱和脂肪酸和胆固醇，摄入过多有增加患心脑血管疾病的危险。

猪、牛、羊肉及其制品称为畜肉，由于含血红素较多，呈暗红色，故成为"红肉"，红肉是铁的优秀来源，不仅含量丰富而且利用率高，可有效防治缺铁性贫血，但同时饱和脂肪酸和能量也高，摄入过多会引起肥胖及慢性疾病，要控制摄入量；禽肉及鱼虾的肉色较浅，称作"白肉"。目前我国部分城市居民食用动物性食物较多，尤其猪肉食用量过多，应调整饮食结构，适当增加鱼、禽肉，减少猪肉等红肉摄入；而也有一部分城市和农村居民平均摄入动物性食物的量还不够，应适当增加。

建议成人每日摄入量：鱼虾类50～100g，畜禽肉类50～75g，蛋类25～50g。

（1）动物性食物的科学选择　　鱼、禽肉与畜肉相比，脂肪及饱和脂肪酸比例低，尤其是鱼类，还含有丰富的多不饱和脂肪酸，对预防血脂异常和心脑血管疾病等具有重要意义，因此应作为动物性食物的首选。但是我国目前居民肉类的摄取还是以猪肉为主，平均每日摄入50.8g，占畜禽总摄入量的64.6%，应降低其消费。

蛋类的营养素种类齐全且生物利用率高，价格经济，不足之处在于蛋黄中胆固醇含量稍高，成年人每天摄取一个鸡蛋量的蛋类食物为宜。

动物肝脏含有丰富的维生素A和铁等，但高脂血症或血脂异常人群最好不吃或少吃。健康成年人每周可进食1～2次动物肝脏，每次100g左右。

（2）饱和脂肪酸、胆固醇与人体健康　　大量流行病学证实，血脂水平升高，特别是血清胆固醇水平升高是动脉粥样硬化的重要因素，而膳食中饱和脂肪酸则是使血清胆固醇升高的主要脂肪酸。

人体内的胆固醇有两个来源：一是内源性的，由肝脏合成，是人体胆固醇的主要来源，约占60%；二是外源性的，即食物摄取得到。在膳食胆固醇摄入量相同的情况下，饱和脂肪酸摄入量高者其升高血清胆固醇的程度高于饱和脂肪酸摄入量低者。近年研究表明，自身脂肪代谢对血中胆固醇的影响要远大于膳食中胆固醇摄入的影响。为防止膳食胆固醇过多引起的不良影响，建议每日摄取的膳食胆固醇不超过 300mg，高脂血症患者更应严格控制，每日不超过 200mg。

5. 减少烹调油用量，吃清淡少盐膳食

脂肪是能量的重要来源之一，可提供必需脂肪酸，有利于脂溶性维生素的消化吸收，但是摄入过多是引起肥胖、高脂血症、动脉粥样硬化等多种慢性疾病的危险因素之一；膳食盐的摄入量过高与高血压的患病率密切相关。2002 年中国居民营养与健康状况调查结果显示，我国城乡居民平均每天摄入烹调油 42g，食盐平均摄入量为每天 12g，与 1992 年相比，成年人超重率上升了 39%，肥胖率上升了 97%，高血压患病率增加了 31%。食用油和食盐摄入过多是我国城乡居民共同存在的营养问题。建议养成清淡少盐的膳食习惯，每人每天烹调油用量不超过 30g，食盐摄入量不超过 6g。

（1）关于反式脂肪酸　常用植物油的脂肪酸均属于顺式脂肪酸。植物油氢化会产生反式脂肪酸，如氢化油脂、人造黄油、起酥油等，用这些油脂制作的食品色泽诱人、口感酥脆，很容易满足人的感官需求，但是其中的反式脂肪酸过多食用后对健康十分不利，会引起人体低密度脂蛋白升高，高密度脂蛋白降低，增加患动脉粥样硬化和冠心病的风险，这一点与饱和脂肪酸的作用相似；还有研究表明，反式脂肪酸可干扰必需脂肪酸的代谢，影响儿童生长发育及神经系统健康。欧美等国家已经对反式脂肪酸加以限制，规定膳食中反式脂肪酸提供能量的比例不超过总能量的 2%，我国在膳食指南中未做具体规定，但建议尽可能少吃富含氢化油脂的食物，如炸薯条、黄油曲奇、奶油蛋糕、奶茶等。

（2）盐摄入过量是发生高血压的主要因素　食盐的主要成分是氯化钠，适量的氯和钠都是人体必需的营养素，但是流行病学调查证实，高血压的患病率与食盐摄入过量密切相关。我国居民高血压患病率北方高于南方，农村高于城市，而食盐摄入量与其基本一致。高血压是最常见的心脑血管疾病，是全球范围内的重大公共卫生问题。据统计，我国居民高血压患病率 2002 年比 1992 年上升 31%，高血压患者达 1.6 亿，平均每年增加 300 万人。为预防这种危害严重的慢性疾病，倡导清淡少盐的膳食已经成为当务之急。

6. 食不过量，天天运动，保持健康体重

（1）成年人每天应摄入的食物量　一般情况下，城市 18～59 岁健康男子平均每日所需能量约为 2200kcal，相当于每天摄入的食物量约为：谷类 300g，蔬菜 400g，水果 300g，肉、禽和鱼虾 150g，蛋类 50g，豆和豆制品 40g，乳和乳制品 300g，油脂 25g；健康成年女子每天所需能量约 1800kcal，相当于每天约摄入：谷类 250g，蔬菜 300g，水果 200g，肉、禽和鱼虾 100g，蛋类 25g，豆和豆制品 30g，乳和乳制品 300g，油脂 25g。由于每个人自身身体条件和日常生活工作的活动量不同，能量需要因人而异。体重是判定能量平衡的最好指标，每个人应根据自身体重及其变化适当调整膳食结构，各类食物之间的比例应该合理。

（2）运动是保持健康体重的重要因素　食物提供能量，运动消耗能量，进食量和运动量是保持健康体重的两个重要因素。若进食量过大而运动量不足，多余的能量就会在体内以脂肪的形式积存下来，体重增加，造成超重甚至肥胖症；反之，会由于能量不足引起体重过低或消瘦。体重过高或过低都是不健康的表现，因此应保持进食量和运动量的平衡，使通过各种食物摄入的能量既能满足机体需要，又不会造成过剩，从而将体重维持在标准范围。运动不仅有助于保持健康体重，还能降低患高血压、中风、冠心病、Ⅱ型糖尿病、结肠癌、乳腺癌和骨质疏松等慢性疾病的风险，同时还有助于调节心理平衡，有效消除压力，缓解抑郁和忧虑症状，改善睡眠。

（3）目前我国居民的体重状况　我国居民超重和肥胖的发生率在逐年增加。2002年中国居民营养状况和健康调查的数据显示，我国超重和肥胖的发生率已达24.2%，比1992年升高了119.2%，其中成人超重和肥胖发生率达29.9%，儿童青少年达12%，即我国总人口近1/4、成人近1/3发生超重或肥胖；而另一方面，虽然我国成年人体重过低者的比例已经显著减少，但仍有8.5%的人口体重偏低，尤其是农村老年人的低体重率高达14.9%。

（4）适宜的身体活动量　养成喜欢运动的生活习惯，每天都有一定量的体力活动，是健康生活方式中必不可少的内容。根据2000年国民体质检测结果，我国成年人每周参加体育锻炼1次以上、每次锻炼时间30~60min者的比例只有31%~53%，即大部分成年人都缺乏体育运动或运动不足。应改变久坐少动的不良生活方式，养成天天运动的习惯，坚持多做一些消耗能量较大的活动。

每天的活动一般分为两部分：一部分是包括工作、出行、家务劳动这些日常生活中消耗较多体力的活动；另一部分是体育锻炼。尤其是生活富裕起来的人们，更应增加家务劳动和体育锻炼等活动，减少开车、坐车、看电视、上网、打牌等时间。上下楼梯、步行、骑车、搬运物品、清扫房间、洗衣、做饭等活动都可以增加能量消耗，有助于保持能量平衡（图4-1）。

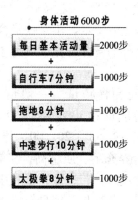

图4-1　建议成年人每天身体活动量示意图

下表 4 - 3 列出了常见运动的能量消耗值，可供人群针对自身情况对合适的运动项目进行选择。

表 4 - 3 　　　　　　　　　　常见运动的能量消耗

60min 各项运动消耗热量表			
逛街	110kcal	游泳	1036kcal
骑脚踏车	184kcal	泡澡	168kcal
开车	82kcal	熨衣服	120kcal
打网球	352kcal	洗碗	136kcal
看电影	66kcal	爬楼梯	480kcal
遛狗	130kcal	洗衣服	114kcal
郊游	240kcal	打扫	228kcal
有氧运动	252kcal	跳绳	448kcal
打拳	450kcal	午睡	48kcal
念书	88kcal	跳舞	300kcal
工作	76kcal	慢走	255kcal
打高尔夫球	186kcal	快走	555kcal
看电视	72kcal	慢跑	655kcal
打桌球	300kcal	快跑	700kcal
骑马	276kcal	体能训练	300kcal
滑雪	354kcal	健美操	300kcal
插花	114kcal	练武术	790kcal
买东西	180kcal	仰卧起坐	432kcal

7. 三餐分配要合理，零食要适当

合理安排一日三餐，进餐定时定量，不暴饮暴食，不经常在外就餐，就餐氛围轻松愉快。零食作为正餐之外的营养补充，可适当选择，但来自零食的能量应计入全天的总能量。

（1）合理分配三餐的时间和食物量　一般情况下，早餐安排在 6：30 ~ 8：30,提供的能量应占全天总能量的 30% 左右；午餐 11：30 ~ 13：30，能量占全天总能量的 40% 左右；晚餐 18：00 ~ 20：00，能量占全天总能量的 30% 左右为宜。要天天吃早餐并保证营养充足、质量高，午餐要丰盛，晚餐要简单清淡，不过量。进餐时间一般半小时左右，若过短，不利于消化液分泌以及食物与消化液的充分混合，影响食物消化；若过长，容易造成进食过量。

（2）不吃早餐的危害

①血糖下降，大脑反应迟钝：早餐距离前一天晚餐的时间一般在 12h 以上，此时体内储存的糖原已经消耗殆尽，若不及时补充，血糖浓度低于正常值会出现饥饿感，大脑兴奋性会随之降低，反应迟钝，注意力不集中，影响学习和工作效率。

②容易发生脂肪肝和肝脏病变：当血糖下降时，机体为保证血糖浓度，将储存在肝脏内的肝糖原分解为葡萄糖释放进入血液。如果不能及时进食，补充肝脏内的肝糖原，脂肪就会趁虚而入，沉积在肝脏，久而久之形成脂肪肝。同时，由于肝脏失去了糖的保护，增加了被细菌和病毒感染的机会，容易发生肝脏病变。

③增加发生胆结石的危险：肝脏分泌的胆汁储存在胆囊中，胆囊内的胆汁经过一夜的浓缩，由于进食而释放出来。如果不吃早餐，胆汁便继续在胆囊内浓缩、积滞，当胆汁中的胆汁酸盐呈过饱和状态时，就会结晶形成结石。因此，经常不吃早餐，会增加患胆结石的风险。

④营养不良或肥胖：长期不吃早餐，还容易造成营养素摄入种类和数量不足，发生营养缺乏，同时势必要增加午餐的进食量，长此以往，造成能量摄入不均衡，又会导致肥胖。

（3）对早餐质量的评价　早餐要质优，要吃好。健康成年人早餐的能量应为 700kcal 左右，一般应包括约 100g 左右的谷类，如馒头、面包、麦片、面条、豆包、粥等；少量优质蛋白质食物，如鱼虾、牛乳、鸡蛋、大豆制品等；100g 左右的新鲜蔬菜和 100g 左右的新鲜水果。不同年龄、职业的个体所需能量和食物量不同，应根据具体情况加以调整。

也可根据食物的种类对早餐质量进行简单评价。如果早餐中包含了谷类、肉或蛋等动物性食物、乳（含乳制品）和豆（含豆制品）、蔬菜和水果 4 大类食物，即达到了营养充足；如果只包括其中 3 类，则营养比较充足，若只包括 2 类或 2 类以下，则早餐营养不充足。

（4）午餐要吃饱　经过一上午紧张的工作和学习，早餐获得的能量和营养不断被消耗，需要进行及时补充。以每日能量摄入 2200kcal 的人为例，谷类 150g 左右，并按照均衡营养的原则从肉、禽、蛋、豆及豆制品、水产品、蔬果中挑选种类进行搭配，如动物性食物 75g，大豆或相当量的豆制品 20g，蔬菜 150g，水果 100g，以保证午餐中维生素、矿物质和膳食纤维等的充分摄取。注意午餐不能过量，可在下午 3~4 点吃少量水果或喝一杯豆浆，有利于维持标准体重、增强体质。

（5）晚餐要清淡、适量　晚餐中的谷类一般 100g 左右，可优先选择富含膳食纤维的粗粮，动物性食物 50g 左右，大豆或相当量的制品 20g，蔬菜 150g，水果 100g。

城市中的很多家庭，白天忙于工作和学习，晚上全家团聚，往往晚餐过于丰盛、油腻，进餐时间长，会使胃肠负担加重，延长消化时间，影响睡眠，且晚饭后的活动量一般较少，能量消耗少，使体重逐渐增加，导致肥胖。研究表明，经常在晚餐进食大量高脂肪、高蛋白食物，会增加患冠心病、高血压等疾病的风险。因此，晚餐一定要清淡、适量，以脂肪少、易消化的食物为宜。

（6）不暴饮暴食　暴饮暴食是危害健康的饮食行为，往往是引起胃肠道疾病等的一个重要原因。经常暴饮暴食会引发急性胃扩张、急性胃肠炎、急性胰腺炎、急性胆囊炎等。有研究发现，暴饮暴食后心脏病急性发作的危险明显增加。

（7）合理选择零食　零食是指非正餐时间所吃的各种食物。不能简单理解吃零食是一种不健康的生活行为，合理恰当地选择零食既是一种生活享受，又可以作为正餐之外的能量和营养素的补充。需要注意的是，零食所提供的营养成分不如正餐全面、均衡，所以摄入量不宜过多；含糖、含脂肪较多的零食以及加工食品应尽量少吃或不吃；优先选择新鲜水果、乳制品、坚果等能量不太高、微量营养素和膳食纤维含量丰富的食物。

8. 每天足量饮水，合理选择饮料

（1）饮水不足或过多的危害　在高温环境下劳动或运动，大量出汗会导致机体丢失水和电解质。对身体活动强度较高的人来说，出汗量是失水量中变化最大的。根据个人的体力负荷和热应激状态，高温环境下劳动或运动的人群每日水的需要量为 $2\sim16L$，此时除应注意补充水分，还要考虑补充钾、钠等电解质。

（2）饮水的时间和方式　饮水应少量多次，每次 $200\sim300mL$。空腹饮下的水在胃内只停留 $2\sim3min$，便很快进入小肠，再被吸收进入血液，$1h$ 左右就可补充到全身的血液。体内水分达到平衡时，消化液才会充分分泌，帮助消化。但是一次性大量饮水会稀释胃液，既降低了胃酸的杀菌能力，又会妨碍食物的消化。

健康的生活方式应该是早、晚各喝一杯水（$200\sim300mL$）。早晨起床洗漱后，空腹喝一杯温水，即使没有口渴的感觉。因为睡眠时的隐性出汗和尿液生成损失了很多水分，体内缺水而使血液黏稠，喝水后可以减低血液黏度，增加循环血体积，还有利于早餐时需要的消化液分泌。睡前喝少量水，也有利于预防夜间血液黏稠度增加。

（3）白开水是最经济、最符合人体需要的饮用水　自来水煮沸后，杀灭了致病菌，既能使过高硬度的水质得到改善，又能保持原水中某些矿物质不受损失，并且操作方便、经济实惠，是满足人体健康最经济实用的首选饮用水。

纯净水一般以城市自来水为水源，经过过滤去除有害物质，但同时也去除了钾、钙、镁、铁、锌等人体所需的矿物质元素。纯净水对人体健康的影响还需要时间检验。

矿物质水是通过人工添加矿物质来改善水的矿物质含量。这样的水虽然增加了纯净水中部分矿物质元素的含量，但是添加的矿物质被人体吸收、利用的情况以及对人体健康的作用也需要进一步研究。

矿泉水是指从地下深处自然涌出或人工开采所得到的未受污染的天然地下水，经过过滤、灭菌，灌装而成。矿泉水含有一定量的矿物质，且多呈离子状态，容易被人体吸收。

近些年，城市中大量采用桶装水，若一桶水饮用十几天，可能造成细菌污染；另外，饮水机长时间反复加热，使水中的重金属和亚硝酸盐浓缩，含量升高，危害人体健康。

(4)饮茶与健康　绿茶是世界卫生组织推荐的六种健康饮品之首。中国是茶的故乡，是世界茶文化的发源地。饮茶在我国有着悠久的历史，经常、适量饮茶，对人体健康有益。茶叶中含有多种对人体有益的生物活性成分，如茶多酚、儿茶素等物质可以使血管保持弹性，并能消除动脉血管痉挛，防治血管破裂。研究表明，长期、经常饮茶，对抗氧化、延缓衰老、预防心血管病和某些肿瘤有一定益处。应注意，空腹、睡前、缺铁性贫血患者不宜饮浓茶。

9. 如饮酒应限量

我国的酒文化是以白酒为主，其次是黄酒。受西方影响，啤酒自20世纪80年代、葡萄酒从20世纪90年代起开始在我国流行。随着社会的发展，周末、生日、升学、升职等朋友聚会和商务往来等，饮酒作为常规内容，已经非常普遍。

酒精的能量系数为7kcal/g，高于碳水化合物和蛋白质，酒精摄入过多，可导致能量转变为脂肪储存。白酒基本是纯能量食物，不含营养素。

(1)饮酒的适宜量　综合考虑过量饮酒对健康的损害和适量饮酒的可能健康效益，以及其他国家对成年人饮酒的限量值，中国营养学会建议成年人适量饮酒的限量值是成年男性一天饮用酒的酒精量不超过25g，分别相当于啤酒750mL、葡萄酒250mL、38°白酒75mL、50°白酒50mL；成年女性一天饮用酒的酒精量不超过15g，分别相当于啤酒450mL、葡萄酒150mL、38°白酒50mL、50°白酒30mL。

(2)我国居民的饮酒现状　我国酒的消费量在不断增加，虽然和西方国家相比我们的人均饮酒量还不是很高，但我国的特点是喝高度酒、白酒比较多。2002年中国居民营养与健康调查结果表明，我国居民的饮酒率为22.4%，成年男性为42.2%，成年女性为4.8%。在城乡成年男性饮酒居民有33.1%和36.1%的酒精消费量超过每日的25g，城乡成年女性饮酒居民有10.8%和19.8%的酒精消费量超过每日的15g。虽然总体来说男性喝酒的数量多于女性，但是现在大城市中知识女性喝酒的比例在上升。

(3)不应饮酒的人群　孕妇、儿童、青少年应忌酒。驾驶员、机械操纵及其相关人员也应严格限酒。

(4)过量饮酒的危害　①酒精对肝脏有直接的毒性作用，同时也影响肝脏正常的解毒功能。一次性大量饮酒后，几天内仍可观察到肝内脂肪增加及代谢紊乱。长期过量饮酒与脂肪肝、肝静脉周围纤维化、酒精性肝炎及肝硬化之间密切相关。②饮酒还会增加患乳腺癌和消化道癌的危险。③长期过量饮酒使矿物质代谢发生显著变化例如血清钙和磷酸盐水平降低及镁缺乏，这些都可能导致骨质疏松症和骨折的发生。④长期过量饮酒还可改变人的判断能力，导致酒精依赖症等健康问题。⑤过量饮酒会增加患高血压、脑中风等疾病的危险。⑥饮酒过量会导致事故及暴力增加，对个人健康和社会安定都有害无益。

（5）科学饮酒　①不宜空腹喝酒，摄入一定量食物可减少、减缓人体对酒精的吸收。②喝酒前或同时进食适量的主食，有益于膳食平衡，因为碳水化合物有帮助肝脏解毒的功能，喝酒不吃主食或在酒后吃极少量主食的习惯不利于健康。③应配以新鲜蔬菜、食用菌等食材，制作口味清淡的菜肴，而不要吃大量肉食和油腻的食物。④饮酒时不宜同时喝碳酸饮料，因其能够加速酒精的吸收。⑤生病时不要喝酒，酒精会加速病情发展。⑥不要每餐都饮酒，酒精通常需要一周的时间才能完成代谢、全部排出体外。餐餐饮酒，会造成酒精在体内蓄积，势必损害健康。

10. 吃新鲜卫生的食物

吃新鲜卫生的食物是防止食源性疾病发生、实现食品安全的根本措施。

新鲜食物是指短时间存放的食物，如收获不久的粮食、蔬菜和水果，新近宰杀的畜禽肉，近期捕捞的水产品或刚刚烹调好的饭菜等。储存时间过长会引起食物内在品质及外在感官变化，即食物的变质。

（1）食品的安全等级认证

①有机食品：有机食品是以有机农业生产体系为前提，标准为国际标准，是一类真正源于自然、富营养、高品质的环保型安全食品。有机农业是一种完全不用化学合成的肥料、农药、生长调节剂、畜禽饲料加剂等物质，也不使用基因工程生物及其产物的生产体系，其核心是建立和恢复农业生态系统的生物多样性和良性循环，以维持农业的可持续发展。

②绿色食品：目前，绿色食品标准分为两个技术等级——AA 级和 A 级。AA 级绿色食品在生产过程中不使用化学合成的农药、肥料、食品添加剂、兽药及有害于环境和人体健康的生产资料，而是通过使用有机肥、种植绿肥、作物轮作、生物或物理方法等技术，保护或提高产品品质。A 级绿色食品在生产过程中限量使用限定的化学合成生产资料。

③无公害食品：无公害食品是指产地环境、生产过程和产品质量符合国家有关标准和规范的要求，经认证合格获得认证证书并允许使用无公害食品标志的食品。在生产过程中允许限品种、限数量、限时间地使用安全的人工合成化学物质。

④ "QS" 标志认证："QS" 是 "食品安全" 的英文缩写，带有 "QS" 标志的产品代表其是经过国家批准的食品生产企业的强制性检验合格，且在最小销售单元的食品包装上标注食品生产许可证编号并加印食品质量安全市场准入标志

（"QS"标志）后才能出厂的食品。自2002年1月1日起，我国首先在大米、食用植物油、小麦粉、酱油和醋五类食品行业中实行食品质量安全市场准入制度。

（2）生吃动物性食物危害健康 生吃肉类食物不但影响营养成分的消化吸收，而且有致病的危险。如，未煮熟的畜肉可能带有旋毛虫、囊虫或绦虫；未煮熟的淡水鱼可能带有肺吸虫、肝吸虫等。在对卫生状况没有确切把握的情况下，肉、禽、鱼、乳等动物性食物必须加热熟透再吃。所谓加热熟透，就是使食物的温度达到100℃并保持一定时间。特别是加热体积较大的食物时，一定注意保持足够用的时间，避免食物内部没有熟透。对生鸡蛋和刚挤出的牛乳不加热而直接食用是不可取的，因为这种做法很可能因为细菌的污染而引起食源性疾病。因此，追逐某种时尚而生食肉类、海鲜等行为，并不科学，危害健康。

（3）盐腌、熏制、烧烤食品要限制 腌制时放盐过少、腌制时间过短有可能产生大量亚硝酸盐，因此，腌制食物时应注意加足食盐，并低温储存；食物在腌制2d左右时亚硝酸盐含量最高，避免在此时食用，大量腌制蔬菜至少要腌制20d以上再食用。但是，腌制的食品盐分过高，又增加了患高血压的风险。而且在腌制过程中，维生素C、维生素B_1、叶酸和胡萝卜素遭到破坏，降低了食品的营养价值。因此，腌制食品不宜多吃。

熏鱼、熏肉等食品在加工过程中使用木屑等材料，通过焖烧产生的烟气熏制而成。这样的结果可提高熏制品的防腐能力，并使食品产生特殊的香味。但是，烟熏的气体中含有致癌物质——苯并芘，通过烟气会污染食品。而将肉、禽、海鲜等肉类食物直接在炭火上烧烤的做法，使食物表面焦化，产生大量苯并芘。由于烧烤使肉类产生特殊风味，加上香气诱人，容易激发食欲，是儿童、青少年特别钟爱的食物之一。但是，烧烤类食物已经被世界卫生组织明确列为十大垃圾食品之一，关于烧烤类食物对健康的危害必须引起重视，应严加限制。

（4）冰箱不是保险箱 有时，冰箱里的食品看起来还很新鲜，但实际已经变质了。因为冰箱冷藏只能减缓食物变质的速度，适用于短期储存。熟肉类食品在冰箱中的储存时间以不超过4d为宜；含水较多的蔬菜、水果最好不要超过2d；而冷冻食品一般不超过半年，冻鱼最好不超过2个月。

而有些食物放进冰箱后反而会加快其腐败变质，如香蕉的适宜保存温度是13～15℃，低温储存反倒会使其变黑，加快腐烂。

还有一种嗜冷菌，在冰箱中可以继续生长繁殖，污染食物，肉类、乳及乳制品、豆制品和水产品等都容易受到污染。因此，放进冰箱的食品，包括新鲜蔬菜和水果，最好包上保鲜膜。

二、中国居民平衡膳食宝塔

中国居民平衡膳食宝塔是根据《中国居民膳食指南》，结合中国居民的膳食结构特点而设计的一种宝塔式的膳食方案。它把平衡膳食的原则转化为各类食物的重量，并以直观的宝塔形式表现出来，便于群众理解和实行。也就是说，膳食指南是一种理论指导，而平衡膳食宝塔是量化和形象的膳食模式。

平衡膳食宝塔提出了一个比较理想的膳食营养标准，它所建议的食物量，特别是乳类和豆类食物的量可能与大多数国民当前的实际还有一定距离，对某些贫困地区来讲距离可能还更远，但是为了改善中国居民的膳食营养状况，这个标准量的制定还是有意义的，应当把它看做奋斗目标，努力争取，逐步达到。

（一）中国居民平衡膳食宝塔说明

1. 膳食宝塔结构

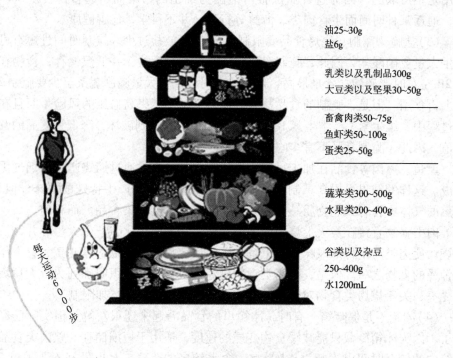

油25~30g
盐6g

乳类以及乳制品300g
大豆类以及坚果30~50g

畜禽肉类50~75g
鱼虾类50~100g
蛋类25~50g

蔬菜类300~500g
水果类200~400g

谷类以及杂豆
250~400g
水1200mL

每天运动6000步

图4-2 中国居民平衡膳食宝塔（2007）

膳食宝塔共分为五层，包含了我们每天应吃的主要食物种类。膳食宝塔各层的位置和面积不同，在一定程度上反映出各类食物在膳食中的地位和应占的比重。谷类食物位居底层，每人每天应吃250~400g；蔬菜和水果居第二层，每天应吃300~500g和200~400g；鱼类、禽类、肉类、蛋类等动物性食物位于第三层，每天应吃125~225g（鱼虾类50~100g，畜禽肉50~75g，蛋类25~50g）；乳类和豆类合居第四层，每天应吃相当于鲜乳300g的乳类及乳制品和相当于干豆30~50g的大豆及其制品；第五层塔顶是烹调油和食盐，每天烹调油不超过25~30g，食盐不超过6g。另外需要注意，要限制食糖的摄取，多吃糖有增加龋齿的危险，尤其是儿童青少年，不应吃太多糖以及含糖量高的食品和饮料。

2007 年版的膳食宝塔增加了水和身体活动的形象，强调足量饮水和增加身体活动的重要性。在温和条件下生活的轻体力活动的成年人每日至少饮水 1200mL（约 6 杯水），高温或强体力劳动条件下应适当增加。目前我国大多数成年人身体活动不足或缺乏体育锻炼，应改变久坐少动的不良生活方式，养成天天运动的习惯。建议成年人每天进行累计相当于步行 6000 步以上的身体活动，若身体条件允许，最好进行 30min 中等强度的运动。

2. 膳食宝塔建议的食物量

宝塔建议的食物摄入量都是指食物可食部分的生重。各类食物的重量不是指某一种具体食物的重量，而是一类食物的总量，因此在选择具体食物时，实际重量可以互换。如建议每天 500g 蔬菜，可以选择 150g 空心菜、50g 胡萝卜和 300g 芸豆，也可选择 150g 西兰花、150g 芹菜和 200g 番茄。

（1）谷类、薯类及杂豆　谷类包括小麦面粉、大米、玉米、高粱等及其制品，如米饭、馒头、烙饼、玉米面饼、面包、饼干、麦片等。薯类包括红薯、马铃薯等，可以替代部分粮食。杂豆包括大豆以外的其他干豆类，如红小豆、绿豆、芸豆等。谷类、薯类及杂豆类是膳食中能量的主要来源。建议量是以原料生重计算，如面包、切片、馒头应折合成相当的面粉量来计算，而米饭、大米粥等应折合成相当的大米量来计算。

谷类、薯类和杂豆类的选择应该多样化，粗细搭配，适量选择一些全谷类制品、其他谷类、杂豆及薯类，建议每日摄入 50～100g 粗粮或全谷类制品，每周 5～7 次。

（2）蔬菜　蔬菜包括嫩茎、叶、花菜类、根菜类、鲜豆类、茄果、瓜菜类、葱蒜类及菌藻类。深色蔬菜一般含维生素和植物化学物质比较丰富，因此在每日建议的 300～500g 新鲜蔬菜中，深色蔬菜最好占一半以上。

（3）水果　建议每天吃新鲜水果 200～400g。在鲜果供应不足时可选择一些含糖量低的纯果汁或干果制品。需要主食，蔬菜和水果各有优势，不能完全相互替代。

（4）肉类　包括猪肉、牛肉、羊肉、禽肉及动物内脏类，建议每天摄入 50～75g。目前我国居民的肉类摄入以猪肉为主，而猪肉脂肪含量高，动物内脏有一定营养价值，但是胆固醇含量较高，不宜过多食用。

（5）水产品类　包括鱼类、甲壳类和软体类动物性食物，特点是脂肪含量低，蛋白质丰富且易于消化，是优质蛋白质的良好来源。建议每天摄入量为 50～100g，有条件的可以多吃一些。

（6）蛋类　包括鸡蛋、鸭蛋、鹅蛋、鹌鹑蛋、鸽蛋及其加工制成的咸蛋、松花蛋等，蛋类的营养价值较高，建议每日摄入量为 25～50g，相当于半个至 1 个鸡蛋。

（7）乳类　乳类包括牛乳、羊乳、马乳等，最常见的是牛乳。乳制品包括乳粉、酸乳、干酪等，不包括奶油、黄油。建议量相当于液态乳300g或酸乳360g或乳粉45g，有条件的可以多吃一些。

婴幼儿要尽可能地选择符合国家标准的配方乳粉。乳糖不耐受的人群可以使用酸乳或低乳糖乳及乳制品。

（8）大豆及坚果类　大豆包括黄豆、黑豆、青豆，其常见的制品包括豆腐、豆浆、豆干等。推荐每日摄入30～50g大豆。

坚果包括花生、瓜子、核桃、杏仁、榛子等，由于坚果的蛋白质与大豆相似，有条件的居民每日可以吃5～10g坚果代替相应量的大豆。

（9）烹调油　包括各种烹调用的动物油和植物油，植物油包括花生油、橄榄油、豆油、菜籽油、芝麻油、调和油等，动物油包括猪油、牛油、黄油等。

每天烹调油的建议摄入量为不超过25g或30g，尽量少用动物油。烹调油也应多样化，经常更换种类，食用多种植物油。

（10）食盐　健康成年人一天食盐（包括酱油和其他食物中的食盐）的建议摄入量为不超过6g。一般20mL酱油中含3g食盐，10g黄酱中含盐1.5g，如果菜肴需要用酱油或酱类，应按比例减少食盐用量。

（二）中国居民平衡膳食宝塔的合理应用

1. 确定适合自己的能量水平

宝塔中建议的每人每日各类食物适宜摄入量范围适用于一般健康成年人，在实际应用时要根据个人年龄、性别、身高、体重、劳动强度、季节等情况适当调整。如年轻人、身体活动强度大的人需要的能量高，应适当多吃一些主食，而年老、活动少的人需要的能量少，可以少吃一些主食。

2. 食物同类互换，调配丰富多彩的膳食

人们吃多种多样的食物，不仅是为了获得均衡营养，也是为了使饮食更加丰富多彩，以满足人们的口味享受。假如每天都吃同样的50g肉、40g豆，难免日久生厌，那么合理营养也就无从谈起了。膳食宝塔包含的每一类食物中都有许多品种，虽然每种食物都与另一种完全不同，但是同一类中各种食物所含的营养成分接近，在膳食中可以互相替换。

应用膳食宝塔可以把营养与美味结合起来，按照同类互换、多种多样的原则调配一日三餐。同类互换就是以粮换粮、以豆换豆、以肉换肉。例如大米可与面粉或杂粮互换，馒头可与相应量的面条、烙饼、面包等互换；大豆可与相当量的豆制品互换；瘦猪肉可与等量的鸡、鸭、牛、羊、兔肉等互换；鱼可与虾、蟹等水产品互换；牛乳可与羊乳、酸乳、乳粉或干酪等互换。

多种多样就是选用品种、形态、颜色、口感多样的食物和变换烹调方式。例如，每日吃40g豆类及豆制品，掌握了同类互换、多种多样原则就可以变换出多种吃法，可以全量互换，即全换成相当量的豆浆或豆干，今天喝豆浆，明天就吃豆干；也可以分量互换，如 1/3 换豆浆、1/3 换腐竹、1/3 换豆腐，早餐喝豆浆、中餐吃腐竹炒芹菜，晚餐喝酸辣豆腐汤。

3. 养成习惯，长期坚持

膳食营养对健康的影响是长期的结果。应根据平衡膳食宝塔的建议，自觉养成科学的饮食习惯，并坚持不懈，才能充分体现其对健康的重大促进作用。

第五章 营养与健康

结构合理、营养平衡的膳食能满足机体对能量和各种营养素的需要，是维持人体健康和提高工作效率的重要条件。当膳食结构不合理即营养失调时，因某种或某些营养素摄入不足，体内的营养储备严重消耗，则出现相应的病理性改变，继而发生临床上可见的营养缺乏病。反之，过量摄入能量和某些营养素，则可能导致肥胖、心血管疾病、肿瘤等发生，或因某些营养素过量而发生中毒，有碍健康。

第一节 营养与自由基氧化损伤

一、人体的自由基清除系统

自由基对生物膜和其他组织造成累积性的损伤作用会导致机体衰老或一系列的病理过程。但在长期进化过程中，人体内本身具有平衡自由基或者清除多余由基的能力，生命有机体内会产生能够清除自由基的物质，它们统称为自由基清除剂。

人体内的自由基清除系统，包括由超氧化物歧化酶、过氧化氢酶、谷胱甘肽过氧化物酶等组成的抗氧化酶系统，以及由维生素 C、维生素 A、维生素 E、番茄红素、胡萝卜素、辅酶 Q、半胱氨酸等组成的抗氧化物质系统。通过膳食补充自由基清除剂，防御自由基的损害，可以达到抵抗疾病、延缓衰老的目的。

二、天然的食物抗氧化剂

食物中的抗氧化物质包括：维生素 C、维生素 E、硫辛酸、β-胡萝卜素、生物黄酮类、多酚类、姜黄色素、花青素等。这些物质在体内以一定数量和活力的保持，有利于清除多余自由基，保持自由基平衡。

(1)维生素 E 中的 α-生育酚能够保护细胞膜上的多不饱和脂肪酸不受自由基的氧化破坏，防治血管内壁上胆固醇的沉积。

(2)维生素 C 具有与维生素 E 相似的作用，只是水溶性的维生素 C 可以使水中的自由基猝灭。

(3)硫辛酸（LA）是一种已知、最强的天然抗氧化剂，能够再生内源性抗氧化剂，如维生素 E、维生素 C、辅酶 Q、谷胱甘肽以及 LA 本身，被称为"抗氧化剂的抗氧化剂"。研究表明，LA 含量最高的植物是菠菜，其次是番茄和甘蓝，在动物肝脏和肾脏中 LA 含量也很丰富。

（4）β-胡萝卜素与维生素 E、维生素 C 搭配补充，在清除自由基、增强免疫力等方面效果十分显著。

（5）硒是谷胱甘肽过氧化物酶活性中心的重要组成元素。补充硒可以提高谷胱甘肽过氧化物酶的活力，减少自由基对人体的侵害，延缓人体衰老。硒和维生素 E 协力帮助抗体的制造及维持心脏健康，两者配合起所发挥的作用大于两者分别作用之和。

（6）其他食品中的抗氧化成分，如番茄红素属于类胡萝卜素，可以消除自由基，尤其是氧自由基。番茄红素存在于大多数水果和蔬菜中，番茄中的含量尤其丰富。另外，许多天然植物提取物、功能因子如茶多酚、大豆异黄酮、绿原酸、葡萄籽提取物都具有自由基清除剂的作用。

第二节　营养与肥胖

肥胖是能量摄入超过能量消耗而导致体内脂肪聚集过多达到危险程度的一种慢性代谢性疾病。目前肥胖在全球范围内广泛流行，已经成为不可忽视的、严重威胁国民健康的危险因素。2004 年卫生部、科技部和国家统计局联合发布的调查报告显示，我国超重人数 2 亿多，肥胖病人 6000 多万，并且发病率逐年上升，患者年龄日趋年轻化。大城市成人超重和肥胖率分别为 30.0% 和 12.3%，儿童肥胖率已达到 8.1%。在相当长的一个时期内，肥胖仅仅被视作体脂过多，直到近 10 多年来的科学研究发现，肥胖（特别是内脏性肥胖）对健康的危害，肥胖才被当作是一种慢性疾病。

一、肥胖的定义与类型

肥胖是由于能量过剩而其他营养素相对缺乏，造成体内脂肪沉积过多而危害健康的一种营养不良疾病。

肥胖可分为单纯性肥胖和继发性肥胖两类。单纯性肥胖主要是由于摄入能量过多，消耗能量少，使过多的能量转化为脂肪在体内储存引起的肥胖；继发性肥胖是以某种疾病为原发病的症状性肥胖，此类肥胖仅占肥胖患者数量的 5%以下。

二、肥胖的评定

1. 体重

$$标准体重（kg）=实际身高（cm）-105（适用于身高≤175cm）$$

或　　　　$$标准体重=实际身高（cm）-110（适用于身高≥176cm）$$

$$标准体重指数=（实际体重-标准体重）÷标准体重×100\%$$

表 5 – 1 所示为通过标准体重指数来评价肥胖的标准，以供参考。

表 5 – 1   标准体重指数评价肥胖的标准

标准体重指数	– 10% ~ 10%	11% ~ 20%	21% ~ 30%	> 30%
评价	正常	超重	肥胖	中重度肥胖

2. 体质指数（BMI）

BMI 是评价 18 岁以上成人群体营养状况的常用指标。它不仅比较敏感地反映体型肥胖程度，而且与皮褶厚度、上臂围等营养状况指标的相关性也较高。

$$体质指数（BMI）= 体重（kg）/ 身高（m）^2$$

国际生命科学学会中国办事处中国肥胖问题工作组提出对中国人判断超重和肥胖程度的界限值，BMI < 18.5 为体重过低，BMI 18.5 ~ 23.9 为体重正常，BMI 24.0 ~ 27.9 为超重，BMI ≥ 28 为肥胖。

3. 脂肪含量

采用核磁共振、超声波等方法测定，在研究中应用较多，其意义在于有些个体体重并无明显超重，但体内脂肪比例较高，代谢紊乱，导致慢性疾病。目前我国大众营养评价还极少采用测定脂肪含量的方法。

三、肥胖的原因

1. 内在因素

（1）遗传因素   呈家族倾向，通常称为单纯性肥胖。

（2）脂肪抑制素（瘦素）缺乏   ①瘦素作用于下丘脑摄食中枢，产生饱食感而抑制摄食行为。②瘦素能增加能量消耗，95% 以上肥胖者是瘦素缺乏和瘦素抵抗。

（3）脂肪组织的变化   ①儿童肥胖使脂肪细胞的数目增多，成人后极易因细胞体积增大而患肥胖。②人体有两种脂肪组织，白色脂肪和褐色脂肪，它们彼此功能不同。白色脂肪的主要功能是储存脂肪，而褐色脂肪血液供应比较丰富，代谢快，主要功能是产生热量。肥胖者可能有褐色脂肪组织功能低下。

2. 饮食因素

（1）摄入总量过高，尤其高能量食品过剩。

（2）不良的饮食行为   ①进食速度快；②一次性进食量大；③睡前进食。夜间人的副交感神经的兴奋性增强，摄入的食物比较容易以脂肪的形式储存起来，这种情况被称为"夜食综合征"；④部分人在情绪烦躁、气愤和抑郁时以进食自我安慰，造成进食量加大。

四、肥胖的危害

1. 肥胖对儿童的危害

（1）血管系统   肥胖可导致儿童全身血液黏度增高，血脂和血压增高，心血管功能异常，肥胖儿童有心功能不全、动脉粥样硬化的趋势。

（2）内分泌及免疫系统　肥胖儿童的生长激素和泌乳素处于正常的低值、甲状腺素 T3 增高、性激素水平异常、胰岛素增高、糖代谢障碍。胰岛素增多是肥胖儿童发病机制中的重要因素，肥胖儿童往往有糖代谢障碍，超重率越高，越容易发生糖尿病。另外，肥胖儿童免疫功能明显紊乱，细胞免疫功能低下。

（3）生长、智力和心理发育　肥胖儿童常常有钙、锌摄入不足的现象，男女第二性征发育均显著早于对照组。智商明显低于对照组，反应速度、阅读量以及大脑工作能力等指标均低于对照组。心理上倾向于抑郁、自卑和不协调等。

2. 肥胖对成年人的危害

（1）循环系统　肥胖者血液中甘油三酯和胆固醇水平升高，血液的黏滞系数增大，动脉硬化与冠心病发生的危险性增高；周围动脉阻力增加，易患高血压病。

（2）消化系统　肥胖者易出现便秘、腹胀等症状；因胆固醇合成增加，从而导致胆汁中的胆固醇增加，发生胆结石的危险是非肥胖者的 4~5 倍；且肥胖者往往伴有脂肪肝。

（3）呼吸系统　肥胖者胸壁、纵隔等脂肪增多，使胸腔的顺应性下降，引起呼吸运动障碍，表现为气短、少动嗜睡，稍一活动即感疲乏无力，称为呼吸窘迫综合征，并可出现睡眠呼吸暂停。

（4）内分泌系统　肥胖者易出现内分泌紊乱，性激素分泌异常。

（5）肥胖与糖尿病　流行病学研究证明，腹部脂肪堆积是发生Ⅱ型糖尿病的一个独立危险因素，常表现为葡萄糖耐量受损、胰岛素抵抗，而随着减肥体重下降，葡萄糖的耐量改善，胰岛素抵抗性减轻。

（6）肥胖与某些癌症　研究发现肥胖与许多癌症的发病率呈正相关，肥胖妇女患子宫内膜癌、卵巢癌、宫颈癌和绝经后乳腺癌等激素依赖性癌症的危险性较大；另外，结肠癌和胆囊癌等消化系统肿瘤的发生也与肥胖有关。

五、肥胖的膳食营养治疗原则

1. 膳食营养治疗

（1）控制总能量，促进脂肪消耗　给予低能量平衡膳食，使能量代谢呈现负平衡。低能量膳食是在膳食平衡宝塔的基础上，到达如下三项标准：①每天摄入的能量总量低于能量的消耗；②膳食中除能量外的营养素必需满足机体的基本需要；③膳食必须使患者易于接受。

轻度肥胖的成人一般在正常供给量的基础上每天减少 125~250kcal 的能量，这样的能量控制可达到每月减少体重 0.5~1.0kg；中度以上的成人肥胖者，其导致肥胖的潜在趋势较强，应适当加大减肥力度，才能奏效，在正常供给量的基础上每天以减少 550~1100kcal 的能量为宜，可达到每周减少体重 0.5~1.0kg。

（2）三大供能营养素分配比例为蛋白质 15%～20%、脂肪 20%～25%、碳水化合物 55%～65%。

（3）增加膳食纤维　每天不低于 30g。

（4）不限制饮水　虽然限制进水会抑制食欲，但长期水分不足将导致身体脱水，还会引起体内电解质代谢紊乱而危及健康。肥胖者进水量如正常人即可，不要刻意限制。

（5）限盐　每天 3～6g 食盐，并注意隐性盐和隐性钠的摄入。

（6）戒酒。

（7）三餐合理分配　动物性食物和脂肪较高的食物尽量安排在早餐和午餐，三餐的供能比例应当是午餐＞早餐＞晚餐。

（8）合理烹调　宜采用凉拌、蒸、煮、烧、汆等烹调方式，不宜采用油煎、油炸的方式，否则食物中脂肪含量过高，脂肪中的芳香成分还会刺激食欲，促进食量增加，对减肥不利。

2. 运动疗法

饮食减肥法和运动减肥法相结合会取得更好的减肥效果。运动锻炼不仅可以增加能量的消耗，运动还作用于神经内分泌系统，使之改善对脂肪代谢的调节，促进脂肪的分解，减少脂肪合成。此外，运动还可以调整身体脂肪的分布，减少内脏器官周围脂肪的储藏量，降低肥胖对人体健康的危害。但是，并不是任何运动都能减肥，以中等负荷强度，即以心率计为每分钟 110～130 次、最大耗氧量 55% 左右的运动强度最好。强度过大时能量的消耗是以糖类为主，此时反而抑制脂肪组织中脂肪酸的释放；而负荷强度过小，机体热能消耗不多，达不到热能的负平衡，起不到减肥的作用。中等强度的运动也需要持续较长时间才能达到减肥效果，运动开始阶段并不立即动用脂肪，随着运动的进行，机体从脂肪库释放出脂肪运送到肌肉进行消耗，这个过程一般至少 20min。因此，消耗体内脂肪的运动持续时间应在 30min 以上，1～2h 更好。慢跑、快速行走、骑行、游泳、太极拳、舞蹈都是适合肥胖患者的运动方式，运动的强度可根据患者的具体情况决定，只要其运动强度和持续时间上符合上述要求即可。无严重并发症的肥胖患者，推荐每日步行总数至少 7000～10000 步。

3. 行为疗法

（1）加强营养教育，认识到肥胖的危害。

（2）改变不吃早餐、晚餐过晚、一次性进餐过量、进餐速度过快等不利于健康的行为习惯。

（3）纠正爱吃零食、甜食和高油食品的习惯。

（4）尽量减少饭店用餐。

（5）焦虑和无聊时避免采用进食来缓解心绪。

4. 正确对待减肥产品

　　尽管科学家们做了长期的大量努力，但总体上看，现今还没有一种减肥药能证明其具有长期的安全性和有效性。因此，不要轻信快速减肥方式和减肥产品，以免接受误导，损害健康，应警惕有些方式可能短期内见效，但却对机体组织造成隐性的损伤。

六、肥胖的预防

　　近年来，无论是发达国家还是发展中国家，超重和肥胖发病率都以惊人的速度在全球蔓延，中国在近 10 年来肥胖的发病率增加的更为明显。肥胖除了会合并糖尿病、心血管病等众多严重疾患和缩短人的寿命外，还会明显增加国家和个人的经济负担。与一切慢性疾病一样，对待肥胖重在预防，实践证明，预防比治疗更有效、也更有意义。在孕妇妊娠期间，应保持平衡膳食，有研究认为出生时低体重加上出生后体重增长过快，成年后容易出现肥胖等代谢性疾病。从婴幼儿开始，培养孩子良好的饮食习惯和生活习惯，不偏食、不贪食、不暴饮暴食，少吃油炸和含糖高的食品，适当活动，热爱劳动。如果儿童时出现肥胖，到了成年时减肥难度要难于儿童期体重正常者，由于儿童肥胖主要是细胞的数量增加，而成年肥胖主要是细胞体积增大。儿童期肥胖已经造成细胞数量多于正常，到了成年时减肥很容易出现"反弹"。

七、营养餐谱举例

　　早餐：菜肉包、地瓜燕麦粥，海米干豆腐拌黄瓜，糖醋花生。
　　加餐：橙子，绿茶。
　　午餐：豆米饭（绿豆、大米），鸡肉片烧腐竹，清炒豆苗，木耳炒芹菜，番茄蛋汤。
　　加餐：西瓜。
　　晚餐：荞麦小馒头（荞麦粉、大豆粉、小麦粉），土豆炖豆角，葱油海蜇萝卜丝，小米粥。
　　加餐：酸乳。

第三节　营养与血脂异常

　　高脂血症是血浆中某一类或几类脂蛋白水平升高的表现，全称应为高脂蛋白血症。然而血浆高密度脂蛋白含量降低也是一种血脂代谢紊乱，因而用脂质异常血症更能全面准确地反映血脂代谢紊乱状态。由于高脂血症使用时间长而且简明通俗，所以仍然广泛沿用。2004 年卫生部、科技部和国家统计局联合发布的调查报告显示，我国血脂异常人数约为 1.6 亿。

一、脂蛋白的形成

食物中的油脂经过消化吸收进入血液，由于甘油三酯和胆固醇是疏水性物质，不能直接在血液中被转运，也不能直接进入组织细胞，必须与特殊的载脂蛋白质和磷脂一起组成一个亲水性的脂蛋白才能在血液中被运输并进入组织细胞。脂蛋白主要由胆固醇、甘油三酯、磷脂和蛋白质组成，绝大多数是在肝脏和小肠合成，并主要经肝脏分解代谢。

研究认为血脂异常是引起动脉硬化的三大因素（血脂异常、高血压、吸烟）之一，脂蛋白的组成，密度和来源不同，对动脉硬化的影响作用也不一样。低密度脂蛋白增高，特别是氧化型的低密度脂蛋白增高和高密度脂蛋白降低是发生动脉硬化、冠心病的主要危险因素。对动脉硬化影响密切的不同脂蛋白的特点和作用见表 5 – 2。

表 5 – 2　　　　　　　　　不同脂蛋白的特点及对动脉硬化的影响

类别	胆固醇	蛋白质	甘油三酯	磷脂	作　用
低密度脂蛋白	50%	22%	6%	22%	首要的致动脉粥样化性脂蛋白，尤其在被氧化的情况下
高密度脂蛋白	17%	55%	3%	25%	将周围组织中、动脉壁内的胆固醇转运到肝脏进行代谢，有抗低密度脂蛋白氧化的作用

二、影响血脂异常的膳食原因

1. 脂肪

不同的脂肪酸对血脂的影响不同。

（1）饱和脂肪酸可显著升高血清胆固醇和低密度脂蛋白胆固醇的水平。

（2）单不饱和脂肪酸可降低血清胆固醇和低密度脂蛋白胆固醇的水平。

（3）多不饱和脂肪酸可降低血清胆固醇和低密度脂蛋白胆固醇的水平，并升高高密度脂蛋白水平。

（4）有研究证实反式脂肪酸可使低密度脂蛋白胆固醇升高，而使高密度脂蛋白胆固醇的水平降低。

常用食用油脂中主要脂肪酸的组成见表 5 – 3。

2. 碳水化合物

大量进食高糖饮食，可使血清胆固醇和低密度脂蛋白胆固醇升高而高密度脂蛋白胆固醇下降。

3. 膳食纤维

膳食纤维可降低血清胆固醇和低密度脂蛋白胆固醇的水平，研究证明其中可溶性膳食纤维比不溶性膳食纤维作用更强。前者包括豆胶、果胶、树胶、藻胶

表 5 –3　　　　　　　　　　常用食用油脂中主要脂肪酸的组成

单位:%（食物中脂肪总量的百分数）

| 食用油脂 | 饱和脂肪酸 | 单不饱和脂肪酸（油脂） | 多不饱和脂肪酸 | | 其他脂肪酸 |
			亚油酸	亚麻酸	
可可脂	93	6	1	–	–
椰子油	92	0	6	2	–
橄榄油	10	83	7	–	–
菜籽油	13	20	16	9	42
花生油	19	41	38	0.4	1.6
茶油	10	78	10	1	1
葵花籽油	14	1	63	5	–
豆油	16	22	52	7	3
棉籽油	24	26	45	0.4	3.6
大麻油	15	38	45	0.3	0.7
芝麻油	15	38	46	0.3	0.7
玉米油	15	27	56	0.6	1.4
棕榈油	44	44	12	–	–
米糠油	20	43	33	4	–
文冠果油	8	31	48	–	13
猪油	43	44	9	–	3
牛油	61	29	2	1	7
羊油	59	33	3	2	3
黄油	58	32	4	1.3	4.7

等，主要存在于大麦、燕麦、豆类、柑橘等水果、胡萝卜、海藻当中。苹果、桃、李子中含有的高度甲基化的果胶，其降胆固醇的作用更大。燕麦中的可溶性纤维是小麦的 10～15 倍，研究表明，每日摄入 60～70g 燕麦，可降低 5%～6% 的血胆固醇。

4. 微量元素

缺乏钙、锌、铬、镁都会引起血清胆固醇和低密度脂蛋白胆固醇升高、高密度脂蛋白胆固醇下降，增加血脂异常的危险性。

5. 维生素

维生素 C 可促进胆固醇降解，增加脂蛋白脂酶的活力，降低血清总胆固醇的水平。维生素 E 缺乏可升高低密度脂蛋白胆固醇。

三、膳食营养治疗原则

（1）控制总能量　血脂异常者往往合并肥胖症，应控制能量的摄入，使其达到标准体重。

（2）三大能量营养素的比例　蛋白质 15%～20%、脂肪 20%～25%、碳水化合物 55%～65%，胆固醇＜200mg/d。

（3）三种脂肪酸的比例中饱和脂肪酸应小于总能量的 7%，多不饱和脂肪酸占总能量的 7%～10%，单不饱和脂肪酸占总能量的 10%～15%。应严格限制动物油的摄入，食用油宜选用富含单不饱和脂肪酸的橄榄油、茶油或者花生油。食用油的摄入量不应超过 25g/d。

（4）适量多进食新鲜的蔬菜水果和粗粮、杂粮，膳食纤维全天不少于 30g。

（5）减少食用糖和盐的摄入，限制饮酒。

（6）忌食动物脑、内脏、鱼子、鱿鱼等高胆固醇食物。

（7）适当运动　运动通过增加脂质转换，可降低血浆甘油三酯和低密度脂蛋白胆固醇，增加高密度脂蛋白水平。运动锻炼可以调整身体脂肪的分布，减少内脏器官周围脂肪的储藏量。

四、营养餐谱举例

早餐：蛋花燕麦粥（可加入燕麦片、半个鸡蛋、枸杞），全麦面包，橄榄油拌绿豆芽，海带丝，低脂乳。

加餐：香梨。

午餐：豆米饭（红豆、绿豆、大米），虾仁炒娃娃菜，凉拌豆腐，清炒豇豆，冬瓜汤。

加餐：绿茶。

晚餐：发糕（小麦粉、玉米粉、大豆粉、小米粉），鲫鱼汤（鲫鱼、土豆、番茄、干豆腐、胡萝卜、香菇），芝麻酱拌茄子（茄子、大蒜、青椒、香菜、洋葱、芝麻酱）。

加餐：西瓜。

第四节　营养与动脉粥样硬化

据卫生部公布的资料显示，2001 年我国城市死因排序，脑血管疾病死亡率占第二位，心血管疾病死亡率占第三位，心脑血管疾病已经成为危害人类健康最严重的疾病。脑血管疾病中以脑卒中最为常见，心血管疾病中冠心病引起的心肌梗死最为严重。这两种疾病都和高脂血症、高血压、动脉硬化有密切关系，其病理的变化是动脉粥样硬化（AS）。

动脉粥样硬化是一种炎症性、多阶段的退行性复合型病变，导致受损的动脉管壁增厚变硬、失去弹性、管腔缩小。由于动脉内膜聚集的脂质斑块外观呈黄色粥样，故称为动脉粥样硬化。目前认为动脉粥样硬化是造成冠心病和脑血管疾病的主要原因，是生命的老化现象。

一、动脉粥样硬化的病因

1. 血脂异常

大量流行病学研究表明，膳食脂肪的摄入总量与动脉粥样硬化呈正相关。摄入的脂肪总量越高，血液中的低密度脂蛋白越高，因其甘油三酯的含量高，与水的相容性小，越易于沉降到血管壁而沉积，造成动脉粥样硬化。

目前认为经氧自由基氧化后的氧化型低密度脂蛋白与动脉粥样硬化关系更为密切，后者损伤动脉血管壁的内皮细胞，进而引起血小板凝集和胆固醇沉积，造成动脉硬化。因此，动脉硬化的发生与血中低密度脂蛋白和胆固醇浓度、血黏度以及人体清除氧自由基的能力有关。

不同的脂肪酸对动脉粥样硬化与冠心病的发生所起的作用不同。饱和脂肪酸使血清胆固醇上升，促进动脉粥样硬化的发生；而多不饱和脂肪酸则可降低血清甘油三酯及胆固醇水平，降低发病率。

尽管多不饱和脂肪酸具有降低血清甘油三酯和胆固醇的作用，但多不饱和脂肪酸易于发生氧化，产生脂质过氧化物、对细胞和组织造成一定的损伤，而且多不饱和脂肪酸在降低低密度脂蛋白的同时还降低高密度脂蛋白水平，削弱了后者对动脉硬化的预防作用。单不饱和脂肪酸（如油醋）降低血清胆固醇、甘油三酯和低密度脂蛋白的作用与多不饱和脂肪酸相近，且不降低高密度脂蛋白。所以，在考虑脂肪酸推荐摄入量时，必须同时考虑饱和脂肪酸、单不饱和脂肪酸、多不饱和脂肪酸三者间的合适比例。

饮食胆固醇摄入量与动脉粥样硬化发病率呈正相关。其原因是食物胆固醇越高，吸收也相应增加，造成血清胆固醇增高。

自然界绝大多数不饱和脂肪酸均为顺式，但在将植物油氢化制成人造黄油的过程中可产生反式脂肪酸。反式脂肪酸主要是油酸，会使血胆固醇浓度上升，经常摄入反式脂肪酸将增加患动脉硬化的危险。

2. 能量过剩

过多的能量摄入形成肥胖。肥胖者的脂肪细胞对胰岛素的敏感性降低，引起葡萄糖的利用受限，继而引起代谢紊乱，血清甘油三酯升高。

过多摄入碳水化合物能引起高脂血症。一方面，蔗糖、果糖摄入过多容易引起血清甘油三酯含量升高；另一方面，碳水化合物摄入过多可导致肥胖，增加动脉硬化的风险。

蛋白质与动脉粥样硬化的关系，尚未完全阐明。近年来，大量的报告指出，食用植物蛋白多的地区，冠心病的发病率较食用动物蛋白多的地区显著偏低。动物及人体试验还表明，用大豆蛋白完全代替动物蛋白可使血胆固醇含量显著降低。

3. 某些维生素缺乏

维生素与动脉粥样硬化有一定关系，其中较受重视的是维生素 C。已知它在维持血管壁的完整及脂代谢中起重要作用。临床中大剂量维生素 C 对治疗部分高胆固醇血症有一定的效果。

维生素 E 可以减少氧化型低密度脂蛋白的形成；可以稳定细胞膜的结构，防止血管内皮的损伤，抑制血小板聚集，有预防动脉粥样硬化的作用，但在人群干预研究中维生素 E 是否具有治疗动脉粥样硬化的作用并不清楚。

同型半胱氨酸是蛋氨酸代谢的中间产物，当维生素 B_6、维生素 B_{12} 及叶酸缺乏时，同型半胱氨酸在人体血液中增高，引起高同型半胱氨酸血症。高同型半胱氨酸血症有升高血中低密度脂蛋白胆固醇的危险，导致动脉硬化。

4. 铬、锰等矿物质的作用

对于矿物质与心血管病的关系，曾引起人们的极大重视。目前，了解得比较清楚的是铬和锰。这两种元素参与体内许多重要的代谢过程。用缺乏这两种元素的饲料喂饲大鼠和家兔，可使试验动物形成动脉粥样硬化。铜缺乏也可使血胆固醇含量升高，并影响弹性蛋白和胶原蛋白的交联而引起心血管受损。碘被认为有防止脂类在动脉壁沉着的作用。钠和镉被认为与高血压的发病有关，因而也可间接地影响动脉粥样硬化。缺硒也可减少前列腺素的合成，促进血小板的凝集和血管收缩，增加动脉粥样硬化的危险。

5. 吸烟、饮酒

吸烟、饮酒增加体内自由基，促进低密度脂蛋白的氧化，加重动脉血管硬化。

二、动脉粥样硬化的营养防治

预防动脉粥样硬化的基本原则是：在平衡膳食的基础上控制总能量和总脂肪，限制饱和脂肪酸和胆固醇，保证充足的膳食纤维和多种维生素，补充适量的矿物质和抗氧化食品。

1. 控制总能量摄入

肥胖是动脉粥样硬化的重要危险因素，故应使能量的摄入与消耗相平衡，维持标准体重。

2. 限制脂肪和胆固醇的摄入

使脂肪供能占总能量的 25% 以下，少吃动物油脂，降低饱和脂肪酸的摄入，适当增加不饱和脂肪酸的摄入，尤其是单不饱和脂肪酸。限制食用含胆固醇较高的食物，如猪脑、蛋黄、水生贝壳类及动物内脏，保证胆固醇摄入 <200mg/d。鱼类主要含 n-3 系列多不饱和脂肪酸，对心血管有保护作用，可适当多吃。

3. 调节蛋白质与碳水化合物摄入量

供能比以占总热量的 15% 为宜，豆类蛋白质对防治动脉硬化的作用较明显，适当增加植物蛋白的摄入比例。碳水化合物供能量应占总能量的 60% 左右，限制单糖和双糖的摄入，少吃甜食和含糖饮料。

4. 增加膳食纤维的摄入量

膳食纤维能明显降低血胆固醇。膳食中要有足够的蔬菜、水果，并增加粗杂粮，避免食物过精过细。

5. 供给充足的维生素和矿物质

维生素 C 有软化血管的作用，可适当增加摄入量，除食用含维生素丰富的食品外，可采用维生素 C 制剂；增加维生素 E 摄入，同时注意其他维生素的平衡摄入。矿物元素不仅是人体必需的营养素，而且钙、镁、铜、铬等元素有利于预防动脉粥样硬化的发生。

6. 减少食盐和酒精的摄入

高血压是动脉粥样硬化的重要威胁因素，为了预防和控制高血压，每日食盐的摄入应限制在 5g 以下。如果饮酒可少量饮低度酒，如干红葡萄酒、黄酒。过量的乙醇可增加脂质过氧化物，加重动脉硬化，因此，应严格控制高度酒。

三、营养餐谱举例

早餐：全麦面包，凉拌紫甘蓝，豆腐花（豆腐花、香菜、红椒粒），绿茶。

加餐：低脂乳，苹果。

午餐：二米饭（小米、大米），清蒸海鱼，糖醋大白菜，清炒苦瓜，番茄鸡蛋汤。

加餐：橙子，绿茶。

晚餐：红薯鸡蛋饼（红薯丝、全麦、鸡蛋），玉米粥，蒜蓉西兰花，清炒绿豆芽。

加餐：哈密瓜。

第五节　营养与高血压

高血压是以体循环动脉收缩期和（或）舒张期血压持续增高为特征的全身性慢性疾病，当收缩压 ≥140mmHg 和（或）舒张压 ≥90mmHg 即可诊断为高血压。

高血压是最常见的心血管病，是全球范围内的重大公共卫生问题。2004 年卫生部、科技部和国家统计局联合发布的调查报告显示，我国高血压人数为 1.6 亿，估计目前已超过 2 亿。高血压不仅发病率高，还可并发心脏、脑、肾脏等重要器官、血管的损害，是脑中风致死和致残的祸首。高血压在我国呈三大流行趋势：①北方高于南方；②城市高于农村（但近年农村的发病率呈升高趋势）；③经济发达地区高于落后地区。

一、高血压的病因

引发高血压的主要因素是膳食结构不合理。

（1）高盐　膳食中高钠的摄入与高血压呈正相关系，每多摄入 1g 食盐，可使收缩压升高 2mmHg，舒张压升高 1.7mmHg。调查显示，50 岁以上人群和有高血压家族史者，对盐的敏感性较高。

（2）肥胖　体重增加 12.5kg，收缩压增加 10mmHg，舒张压增加 7mmHg。尤其从 20 ~ 40 岁开始出现肥胖者，发生高血压的危险性更大。

（3）饮酒　近年来已明确乙醇是高血压和脑卒中的独立危险因素，国内外的研究证实，持续饮酒比不饮酒者男性高血压发病危险增加 40%。

（4）精神紧张　流行病学研究显示，精神紧张、工作压力大的职业人群血压较高。

二、高血压的分级

参考美国预防、检测、评估与治疗高血压全国联合委员会第七次报告的分类标准，将我国 18 岁以上成人的血压按不同水平进行分类，见表 5 - 4。

表 5 - 4　　　　　　　　　　血压水平的定义和分类

血压分类	收缩压/mmHg		舒张压/mmHg
理想血压	<120	和	<80
正常高值	120 ~ 139	或	80 ~ 89
高血压	≥140	或	≥90
1 级高血压（轻度）	140 ~ 159	或	90 ~ 99
2 级高血压（中度）	160 ~ 179	或	100 ~ 109
3 级高血压（重度）	≥180	或	≥110
单纯收缩期高血压	≥140	和	<90

三、高血压的膳食治疗原则

1. **热量控制**

减体重肥胖是导致高血压病的原因之一，肥胖病人限制能量的摄入，在体重降低的同时，血压也随之下降。对于轻度肥胖者，需使总能量的摄入量低于消耗量，并增加体力活动，使每月的体重下降 0.5～1kg，努力使体重达到或接近标准体重。中度以上肥胖者宜限制每天热量的摄入，一般每日 1200kcal 以下，或每千克标准体重 63～84kJ（15～20kcal），使每月的体重下降 1～2kg。

2. 膳食疗法

（1）控制盐的摄入　事实上有相当部分血压偏高人群不需要药物治疗，靠限制盐的摄入量即可将血压控制在正常范围内；而不控制进盐量，即便是使用药物，降压效果也不稳定。①应大力宣传高盐饮食的危害，引起居民的高度重视。②利用衡量器具，使广大群众充分了解适宜摄入量的具体概念。③酸味能增加味蕾对咸味的敏感，可在膳食中适当增加酸味的食品。④甜味能减弱味蕾对咸味的敏感，膳食中应减少甜味饮食。⑤控制食用牛肉干、烤鱼片、五香瓜子等休闲食品和加工食品的摄入，减少隐性盐的摄入。⑥纠正不健康饮食行为，减少在餐桌上摆放酱碗、咸菜碗。⑦对于血压较高的人群，要少用或不用味精、鸡精、食用碱。

（2）增加含钾食物　钾降低血压的作用在不同类型的研究中所取得的证据始终是一致的，钾通过直接的扩张血管作用，以及尿钠排出作用而降低血压。大部分食物都含有钾，含钾丰富的食物有：麸皮、赤豆、杏干、蚕豆、扁豆、冬菇、龙须菜、芹菜、豌豆苗、丝瓜、茄子、莴笋、竹笋、紫菜等。建议：选低钠高钾的食用盐。

（3）注意补镁、钙　钙可加快钠的排泄，对降低血压有作用，经常进食富含钙的食物，对治疗高血压有明显的辅助效果。如脱脂乳、鱼、虾皮、豆制品、坚果、海藻、黑木耳、芝麻酱等。但对慢性肾功能不全的病人补钙是不妥的。镁能使外周血管扩张。镁缺乏时，血管紧张肽和血管收缩因子增加，可引起血管收缩，导致外周阻力增加。增加镁的摄入，能使外周血管扩张，血压下降。尤其在病人使用利尿剂时，尿镁排泄也增多，更应注意补镁。富含镁的食物有香菇、菠菜、豆制品类、桂圆等。

（4）减少脂肪、补充优质蛋白　膳食中可经常进食适量的鱼类和大豆制品。

（5）限制饮酒　酒可以降低降压药的效果，鉴于乙醇对血压的不利影响，高血压患者以不饮酒为宜。血压不是很高的人群，饮用少量低度酒，并非绝对禁忌。

（6）喝清淡绿茶　清淡绿茶含有茶碱和黄嘌呤物质，有利尿、降压作用，但不宜饮用浓茶。

3. 适当运动

可选择太极拳、游泳、慢跑、快速行走、体操、秧歌等运动方式，适当增加家务活动。

4. 心理平衡

减轻精神压力，增进人际交流，保持心理平衡。

四、营养餐谱举例

早餐：无糖黑芝麻糊，煮鸡蛋，鲜榨果蔬汁（山楂、橙子、梨、胡萝卜、芹菜等）。

加餐：豆浆，绿茶。

午餐：银杏米饭（银杏、玉米、大米），软烧带鱼，蚝油生菜，山蘑炒土豆片，番茄丝瓜汤（黑木耳、虾皮、紫菜）。

加餐：苹果。

晚餐：全麦面包，山药枸杞粥，蘑菇豆腐，芝麻酱拌油麦菜。

加餐：酸乳。

第六节　营养与糖尿病

糖尿病是一种由于胰岛素分泌不足或作用缺陷（靶组织细胞对胰岛素敏感性降低）所导致的碳水化合物、脂肪、蛋白质等代谢紊乱，以长期高血糖、尿糖出现以及多食、多饮、多尿、身体消瘦或肥胖为主要标志的综合征。

糖尿病是一种全身性、终身性的代谢疾病，并发症多，病残、病死率仅次于癌症和心血管疾病，为危害人类健康的第三顽疾。目前尚未有根治方法，只能控制血糖，如果长期不能得到满意的控制，可能并发心血管、肾脏、神经系统的慢性并发症，以及酮症酸中毒、高渗性昏迷等并发症危及生命。但如果及早确诊，控制血糖、血压、血脂在基本正常水平，则能从事正常工作与生活，糖尿病人的生活质量及寿命也可近于常人；如能够发现在糖尿病之前的糖耐量低减期，接受干预治疗，其中30%～60%的人可免患此病。大力开展营养教育、建立健康的生活方式、积极预防和定期体检十分必要。

2004年卫生部公布的资料，我国18岁以上人群糖尿病发病率为2.6%，空腹血糖受损率为1.9%；估计全国糖尿病患者达2000万人以上，另有2000万人空腹血糖受损。

一、糖尿病的介绍

1. 分型

（1）Ⅰ型　胰岛素依赖型糖尿病或称儿童型糖尿病，是由于胰岛 β 细胞自身免疫性损伤引起胰岛素绝对分泌不足，有遗传倾向（家族史）。起病较急，伴随明显的多食、多饮、多尿以及消瘦症状，且多见于儿童发病，约占我国糖尿病患者的5%，治疗用胰岛素。

（2）Ⅱ型　非胰岛素依赖型糖尿病，多发于中老年，体态肥胖或超重人群，

由于胰导 β 细胞功能缺陷或者机体细胞膜胰岛素受体抵抗性增高，对胰岛素的敏感性降低，而表现为胰岛素相对不足。用口服降糖药治疗，约占我国糖尿病的 $90\% \sim 95\%$ 。

2. 胰岛素的功能

胰岛素是胰腺 β 细胞合成和分泌的一种激素，作用是降低血糖，是体内合成代谢的关键激素，在机体新陈代谢中有极其重要的作用。

（1）调节糖代谢　促进组织利用葡萄糖，促进葡萄糖合成肝糖原、肌糖原和脂肪而储存在体内，抑制糖原异生。

（2）调节脂肪代谢　促进葡萄糖进入脂肪细胞，抑制脂肪酶活力，减少脂肪分解促进肝脏合成脂肪酸。

（3）调节蛋白质代谢　促进蛋白质合成，保证正常生长发育。

Ⅱ型糖尿病主要是由于胰岛素分泌不足（胰岛素功能障碍）和胰岛素抵抗（胰岛素效应减低），肌肉和脂肪组织细胞糖利用障碍，肝摄取糖减弱。当胰腺功能尚好时，胰岛需分泌大量的胰岛素以克服胰岛素抵抗，因而在Ⅱ型糖尿病发病前几年可能出现高胰岛素血症，以维持血糖正常范围，但胰岛素过多对机体其他组织造成不利影响，发生一系列疾病，称为"胰岛素抵抗综合征"，也称"代谢综合征"，包括肥胖、高血糖、高脂血、高血压等多种体征。这种胰岛素抵抗贯穿糖尿病患者终身。

3. 引起胰岛素抵抗的原因

遗传因素、环境因素（激素紊乱、药物影响、应激），不合理生活方式（摄取高能量、高脂肪、高糖饮食，精神过度紧张、酗酒等）。

二、糖尿病的病因

（1）遗传　中国人属于Ⅱ型糖尿病的易感人群，Ⅱ型糖尿病的遗传性表现得更为明显。

（2）肥胖　调查资料显示约80%的糖尿病患者合并肥胖，超重和肥胖者均有高胰岛素血症和胰岛素抵抗。

（3）不合理饮食　高能量、高脂肪、低膳食纤维饮食可能会引起胰岛素抵抗。

（4）高龄　老年人机体代谢功能下降，随着年龄增高，胰岛素分泌能力减弱，组织细胞对胰岛素的敏感性下降，可导致葡萄糖耐量下降。

（5）吸烟　研究显示同样的体质指数，吸烟者内脏脂肪量、空腹血糖和胰岛素水平均高于不吸烟者。

（6）缺乏运动　长期体力活动减少，将会引发胰岛素抵抗、导致糖尿病发生。

（7）精神紧张　长期快节奏而紧张的工作与生活会影响内分泌功能，增加患糖尿病的风险，目前认为长期精神紧张也是引发Ⅱ型糖尿病的危险因素。

三、糖尿病的诊断标准

糖尿病诊断标准见表5-5。

表 5-5 糖尿病诊断标准

类别	空腹血糖/（mmol/L）	餐后 2h 血糖（口服葡萄糖 75g）/（mmol/L）
正常人	<6.1	<7.8
空腹血糖调节受损	6.0~6.9	<7.8
糖耐量减退	<7.0	7.8~11.05
糖尿病	≥7.0	≥11.1

注：资料来源于国际糖尿病联盟，常用单位与国际通用单位的换算方法：mg/dL = mmol/L×18。

四、糖尿病的治疗

(1)科学合理的平衡饮食。

(2)持之以恒的适当运动。

(3)对症药物治疗（胰岛素注射或口服降糖药）。

(4)良好的情绪和乐观的心态。

(5)健康教育和自我监测。

以上被称作糖尿病治疗的"五驾马车"。

五、糖尿病的膳食治疗

糖尿病的饮食治疗是最基本的治疗方法，以保证机体正常生长发育和正常工作生活的营养供给，纠正已经发生的代谢紊乱，减轻胰岛素 β 细胞的负荷，配合药物治疗使其达到最佳效果。

1. 合理控制总热量及营养素比例

合理控制总热量及三大营养素的热量比例，以达到或维持理想体重并维持血糖水平正常或接近正常。在安排合理膳食方面应考虑到劳动活动强度，不同生理需求（孕妇、乳母、儿童生长发育）、肥胖、消瘦等生理因素酌情分配。

成人蛋白质、脂肪、碳水化合物的供能比例为 15%~20%、20%~25%、55%~65%，儿童的蛋白质、脂肪、碳水化合物的供能比例为 20%、30%、50%。

(1)蛋白质 对于正处于生长发育期的儿童或者孕妇、乳母及消瘦病人，蛋白质的比例可适当增高，但对于已经出现糖尿病、肾病症状的患者，要控制蛋白质在适当范围内，长期高蛋白饮食对糖尿病患者无益。

(2)脂肪 糖尿病患者应限制饱和脂肪和胆固醇的摄入，对于肥胖的糖尿病患者，无论是饱和脂肪酸还是不饱和脂肪酸都应当严格限制。控制饱和脂肪的摄入供能小于总热量的10%，胆固醇摄入量每日不超过200mg；多不饱和脂肪酸在体内代谢过程中容易氧化而对机体不利，也需要限量；单不饱和脂肪酸有降低低密度脂蛋白胆固醇的作用，而且没有多不饱和脂肪酸的副作用，应当适量多摄入。脂肪的膳食摄入方面，不宜吃动物脂肪和脏器（肝、肾、脑、心、肥肉），宜用橄榄油、茶油、花生油、菜籽油、麻油及坚果（花生米、杏仁、芝麻酱、松子、核桃仁、葵花籽、南瓜子）。

（3）碳水化合物　在正常情况下，大脑活动每天需要燃烧葡萄糖约为100g，其他组织需要量约为50g。曾经在一个时期内，糖尿病患者的营养配餐中碳水化合物提供的能量仅占总能量的20%，使患者长期处于半饥饿状态。随着科学研究的深入，发现过低的碳水化合物饮食，病人可能出现负氮平衡和血液酮体过高，对控制病情和增强身体素质是不利的。现在对此问题已经有了新的认识，糖尿病患者碳水化合物的摄入量被逐步放宽，而更重视在碳水化合物含量相同的情况下，选择血糖生成指数低的食物。

（4）维生素、矿物质　糖尿病患者体内氧自由基增加，能损伤肾小球微血管而引起糖尿病肾病，而合适的维生素与矿物质对其有缓解作用。因此，糖尿病患者应注意如下维生素和矿物质的摄入。①经常食用富含维生素C、维生素E、胡萝卜素的食物，提高抗氧化能力。保证食物中具有丰富的B族维生素，B族维生素是糖代谢过程中辅酶的主要成分，并对多发性神经炎有一定的辅助治疗作用。②锌参与胰岛素的合成与降解，锌缺乏时胰岛素的合成下降。糖尿病人可适量经常吃贝壳类含锌丰富的食物。③铬有利于提高人体的糖耐量，糖尿病人可每天食用含铬丰富的荞麦、海带、莲子、绿豆等食物。④硒是抗氧化酶的重要组成成分，糖尿病患者往往血硒低，含硒丰富的食品有海产品、海带、紫菜、大蒜等。⑤钒影响胰岛素的分泌，具有保护胰岛的功能。含钒丰富的食物有芝麻、苋菜、黑木耳、核桃、莲子、黑枣等。

（5）膳食纤维　膳食纤维有降低餐后血糖的功效。其机理为：①可溶性膳食纤维在肠道遇水后与葡萄糖形成黏胶而减慢糖的吸收，使餐后血糖和胰岛素的水平降低。②不可溶性膳食纤维可在肠道吸附水分形成网络状，使食物与消化液难以充分接触，减缓淀粉类食物的消化吸收，从而降低餐后血糖和脂肪的吸收。

研究表明，适当多吃豆类、蔬菜和水果可降低Ⅱ型糖尿病的发病率，这与其富含膳食纤维和植物化学物质中的抗氧化成分有关。曾经认为糖尿病人不能吃水果，随着对膳食与糖尿病关系研究的深入，现在看来是营养的误区。应鼓励糖尿病病人选择富含膳食纤维的果蔬。需要注意的是食用水果应把握好进食量和进食时间，如在正餐时食入水果，应适当减少其他食物的摄入，或将水果作为加餐食物，并注意选择生糖指数低的水果，对于生糖指数较高的水果应尽量少吃或者不吃。糖尿病患者每天应摄入膳食纤维30～40g。

2. 建立科学的生活行为

（1）定时、定餐、定量　切忌进餐过早过晚，禁忌暴饮暴食。餐量分配一般以三餐各1/3或3∶4∶3为宜。建议三正餐、三加餐，加餐由正餐匀出，而不是另外加量。在总量明确之后，严格执行用餐量和用餐时间，如果饮食量和时间不恒定，降糖药很难发挥最佳效果。

（2）注意烹调方式，选择生糖指数较低的食物　建议经常吃一些粗粮、杂粮和全谷类食物。每天最好能吃50～100g的杂粮、粗粮。与细粮相比，由于血糖生成指数较低，粗粮更有利于防止高血糖。如荞麦、绿豆中含有的铬有利于提高人体的糖耐量，糖尿病人可每天食用。尽量少用蔗糖、蜂蜜等食物。

（3）限盐　每天不超过5g，糖尿病合并高血压者每天不超过2g，或者食用低钠钾盐。

（4）忌酒　酒精的能量较高，饮酒同时常食人大量高能量食物，长期饮酒会损伤肝脏功能。由于饮酒不利于血糖的控制，并可能激发并发症，所以，糖尿病患者最好不要饮酒，血糖控制不佳时应忌酒。

3. 低血糖反应

低血糖反应是指血糖<50mg/dL或2.8mmol/L。轻症患者可出现冷汗、心悸、头晕等症状，严重者可致昏迷，危及生命。通常系口服降糖药或胰岛素过量或未按时进食所致。出现低血糖反应症状较轻者，可用蔗糖20～50g（儿童10～15g）温水冲服，多数患者能迅速缓解。这份蔗糖不算在全天的总热量中。如症状较重，除用糖水外，还应进食些水果、饼干、馒头等。如病情严重，神志不清，应立即送医院给予静脉输注葡萄糖。为防止低血糖的发生，糖尿病患者应随身携带些糖果等食品，并随体力活动的增减而适当调整饮食总量。

六、营养餐谱举例

早餐：全麦面包，凉拌莴笋，糖醋小黄瓜，鲜豆浆（黑豆、黄豆、绿豆、红豆等）。

加餐：草莓，绿茶。

午餐：豆米饭（绿豆、红豆、大米、紫米、小米），鲜贝烧豆腐，清炒刀豆，凉拌西兰花，番茄汤（番茄、鸡蛋、土豆丝、黄花菜）。

加餐：西柚。

晚餐：杂粮面条，水煮玉米棒。

加餐：酸乳，西瓜。

第七节　营养与痛风

嘌呤是核蛋白代谢的中间产物，痛风是嘌呤代谢紊乱所致的一组疾病。其临床特点为反复发作的急性关节炎及慢性的表现如形成痛风石、关节强直或畸形、肾实质损害、尿路结石、高尿酸血症。痛风并非单一疾病，而是一种综合征，以上的症状可以不同的组合出现，严重者可导致畸形或残疾。

痛风石是痛风的特征性病变。由嘌呤的代谢产物尿酸沉积于结缔组织逐渐形成结晶状的聚集物，多在起病 10 年左右出现。痛风石形成的典型部位常在耳廓，也常见于第一大脚趾、指、腕、肘、膝等处，少数累及鼻软骨、舌、声带、主动脉、心瓣膜，大小不一。发生于关节附近的痛风结节，表皮磨损易破溃和形成瘘管，排出白色尿酸盐结晶，伤口不易愈合，但极少继发感染。

痛风发病的主要环节是血尿酸过高。尿酸是人类嘌呤及核酸的分解代谢产物，有内源和外源之分。内源性尿酸来自肝脏合成或核酸的人体内合成与更新，外源性尿酸则来自嘌呤含量高的食物。正常情况下，人体所产生的尿酸 70% ～75% 由尿排出，20% ～25% 由大肠排出，2% 左右由自身细胞分解。尿酸生成过多或排泄太慢，均可导致高尿酸血症。

一、痛风的病因

（1）肥胖　国外科研报道痛风患者中 52% 是肥胖者。

（2）饮食　高尿酸血症在欧美国家非常流行，素有"富贵病"之称。高嘌呤食物和酸性食物有增加痛风的危险。高脂肪饮食可减少尿酸排泄，升高血尿酸。

（3）饮酒　酒精代谢可使血乳酸浓度升高，乳酸可抑制肾小管分泌尿酸，使肾排泄尿酸降低，血尿酸浓度增高。饥饿时人体产生大量酮体，酮体与尿酸竞争排出，使血尿酸升高。酗酒与饥饿同时并存，常是痛风急性发作的诱因。啤酒本身含大量嘌呤，使血尿酸浓度增高。

（4）饮水不足　使排泄尿酸降低，血尿酸浓度增高。

（5）遗传、药物、疾病　痛风有一定的遗传因素，高血压、糖尿病、慢性肾衰和某些药物的使用也会引发痛风。

二、痛风的诊断

典型的痛风容易诊断，多为 40 岁以上男性、肥胖、饮食考究或嗜酒、有家族病史者。关节炎发作多见于下肢远端足趾关节，半夜发作，剧痛，白天缓解。此外还有高尿酸血症和高尿酸尿症。慢性痛风的诊断依据是遗传病史和痛风石。

诊断标准为：血尿酸男性 >0.417mmol/L，女性 >0.357mmol/L；有痛风史；在关节液内找到尿酸钠结晶或组织内有尿酸钠沉积；有两次以上发作；有典型发作（突然发病，夜剧昼缓，局限于下肢远端）；用秋水仙碱治疗，2 天内缓解。

如上述标准中有两项符合，即可诊断为痛风。

三、痛风的相关疾病

痛风常伴有高血压病、高甘油三酯血症、冠心病及Ⅱ型糖尿病。老年痛风患者死亡原因中心血管因素超过肾功能不全。痛风与心血管疾病间并无直接因果联系，只是两病均与肥胖、饮食因素有关。限制饮食和降低体重均可改善病情。

四、痛风的营养治疗

1. 控制总能量

痛风病人半数超过理想体重甚至肥胖，因此，总热量应较理想体重的标准饮食略低 10%～15%，以适当减轻体重。根据工作情况一般按理想体重的标准，每日每千克体重 25～30kcal 计算为宜。保持标准体重应循序渐进，防止减肥过猛及剧烈运动，以免导致机体产生大量酮体，酮体与尿酸竞争排出，导致高血尿酸，引起痛风急性发作。比较适宜的减肥程度为轻度肥胖的成人一般在正常供给量的基础上每天减少 125～250kcal 的能量，可达到每月减少体重 0.5～1.0kg；中度以上的成人肥胖者，在正常供给量的基础上每天以减少 550～1100kcal 的能量为宜，可达到每周减少体重 0.5～1.0kg。

2. 膳食中保证一定比例的碱性食品

大部分痛风患者尿液的 pH 较低，尿酸排出量较高，易出现肾结石。应多选择蔬菜水果等碱性食物，特别是高钾、低钠的碱性蔬菜，这样既可使尿液的 pH 升高，促进尿酸盐的溶解和排泄，降低发生肾结石的危险，又可补充维生素和矿物质，有利于痛风的治疗。

3. 低脂饮食

痛风病人约有 3/4 伴有高脂血症，宜采用低脂饮食控制高脂血症为妥。此外，高脂饮食同样可使尿酸排泄减少而致血尿酸增高，故也应限制脂肪的摄入。饮食的设计要个体化，但一般每日脂肪摄入量限制在 40～50g 以内较为理想。

4. 低蛋白质摄入

痛风病人应限制蛋白质的摄入量从而控制嘌呤的摄取。一般按每千克体重 0.8～1.0g/d 计算，选择牛乳、鸡蛋及植物蛋白质为好。

5. 低盐饮食

痛风病人多伴有高血压，宜采用少盐饮食，多选择蔬菜水果等碱性食物，特别是高钾、低钠的碱性蔬菜，既有利尿作用，又能促进尿酸盐溶解和排泄。

6. 补充无机盐及维生素

发作期忌高嘌呤食物，限制了肉类、内脏和豆制品的摄入，故应适当补充铁剂及多种微量元素，如 B 族维生素及维生素 C 等。

7. 保证充足的水分

充足的液体有利于尿酸的溶解，预防尿酸性肾结石的发生，这是饮食治疗中较为重要的环节。每天饮水应达到 2000mL 以上，伴有肾结石的患者应达到 3000mL。为了避免夜间尿液浓缩，夜间也应补充水分。补充水分可选择普通白开水、矿泉水、淡茶水、鲜果蔬汁、豆浆等。

8. 限制饮酒

因乙醇代谢使乳酸浓度增高抑制肾脏对尿酸的排泄，同时乙醇促进嘌呤的分解使尿酸增高，故酗酒常为急性痛风发作的诱因。啤酒虽然乙醇含量不高，但本身含有大量嘌呤，故痛风患者应严格限制饮酒。

9. 建立科学的饮食行为

一次进食大量肉类和海鲜食物及不按时进餐造成饥饿都会引起痛风急性发作。火锅中的涮汤及禽肉、海鲜的浓汤，都含有较高的嘌呤物质，不应进食这样的浓汤。采用低嘌呤饮食应注意烹调时先将食物用大火生煮，如此可使50%的嘌呤溶解在汤内，然后弃汤食用，以减少嘌呤的摄入量。

10. 避免高嘌呤食物

由于外源性尿酸占体内总尿酸的20%，内源性尿酸约占体内总尿酸的80%。有研究报道，严格的饮食控制只能使血尿酸下降10～20mg/L，对改善高尿酸血症的作用有限，再加上药物治疗的进展，目前已不提倡长期采用严格的限制嘌呤的膳食。一般人每日膳食摄入嘌呤为600～1000mg，在急性期，嘌呤摄入量应控制在150mg/d以内，这对于尽快终止急性痛风性关节炎发作、加强药物疗效均是有利的。为了使用方便，一般将食物按嘌呤含量分为三类，在急性发作期，宜选用第一类每100g含嘌呤<50mg的食物，以牛乳及其制品、蛋类、蔬菜、水果、细粮为主。在缓解期，可增选每100g含嘌呤50～150mg的第二类食物，但肉类消费每日不超过120g，尤其不要在一餐中进肉食过多。不论在急性或缓解期，均应避免每100g含嘌呤150～1000mg的第三类食物，如动物内脏、沙丁鱼、凤尾鱼、小鱼干、牡蛎、蛤蜊、浓肉汁、浓鸡汤及鱼汤、火锅汤等。

常用食物嘌呤含量如下：

第一类　含嘌呤较少，每100g含量<50mg。

谷薯类：大米、黑米、紫米、米粉、糯米、小米、大麦、小麦、荞麦、富强粉、面粉、通心粉、挂面、面条、面包、馒头、麦片、白薯、马铃薯、芋头。

蔬菜类：白菜、卷心菜、空心菜、芥菜、芹菜、青菜叶、芥蓝、茼蒿、韭菜、黄瓜、苦瓜、冬瓜、南瓜、丝瓜、西葫芦、菜花、茄子、豆芽菜、青椒、萝卜、胡萝卜、洋葱、番茄、莴苣、葱、姜、蒜头、荸荠、泡菜、咸菜。

水果类：枣、葡萄、橙、橘、苹果、梨、桃、杏、西瓜、哈密瓜、香蕉、菜果汁、果冻、糖、糖浆、果酱。

乳蛋类：鸡蛋、鸭蛋、松花蛋、牛乳、乳粉、干酪、酸乳、炼乳。

坚果及其他：猪血、猪皮、海参、海蜇皮、海藻、红枣、葡萄干、木耳、蜂蜜、瓜子、杏仁、栗子、莲子、花生、核桃仁、花生酱、枸杞、茶、咖啡、巧克力、可可、油脂（在限量中使用）。

第二类　含嘌呤较高，每100g含50～150mg。

绿豆、红豆、花豆、豌豆、菜豆、豆干、豆腐、青豆、豌豆、黑豆、米糠、麦麸、麦胚、粗粮。

猪肉、牛肉、小牛肉、羊肉、鹿肉、鸡肉、兔肉、鸭肉、鹅肉、鸽肉、火鸡肉、火腿、牛舌。

鳝鱼、鳗鱼、鲤鱼、草鱼、鳕鱼、鲑鱼、黑鲳鱼、大比目鱼、鱼丸、虾、龙虾、乌贼、螃蟹、鲜蘑、芦笋、四季豆、鲜豌豆、昆布、菠菜。

第三类　含嘌呤高的食物，每100g含150～1000mg。

猪肝、牛肝、牛肾、猪小肠、脑、胰脏、白带鱼、白鲇鱼、沙丁鱼、凤尾鱼、鲢鱼、鲱鱼、鲭鱼、小鱼干、牡蛎、蛤蜊、浓肉汁、浓鸡汤及肉汤、火锅汤、酵母粉。

由于食物品种、分析方法有别，所得结果不尽相同，而且烹调方法对食物也有影响，如肉类煮沸后，熟肉会丢失部分嘌呤到汤液中。故目前主张避免嘌呤过高的食物，在药物的控制下可不必计较其绝对嘌呤含量。痛风患者应禁止食用含嘌呤高的第三类食物，对第二类的食物每周只能食用2次，第一类的食物可在平衡膳食的基础上经常食用。

五、营养餐谱举例

早餐：荞麦面条（鸡蛋、番茄、金针菇、绿叶菜），炝拌豆芽菜，糖醋卷心菜。

加餐：低脂乳，绿茶。

午餐：紫米饭，姜汁松花蛋，土豆炖茄子，丝瓜鸡蛋汤。

加餐：核桃仁，西瓜。

晚餐：素馅包子（全麦、萝卜丝、虾皮），莲子粥，陈醋蜇皮，凉拌菜（芹菜、花生米、黑木耳、胡萝卜丁）。

加餐：酸乳。

第八节　营养与癌症

癌症，又称恶性肿瘤，是一类严重威胁人类健康和生命的疾病。其特征为异常细胞生长失控，并由原发部位向其他部位扩散。这种扩散如无法控制，将侵犯要害器官并引起功能衰竭，最后导致个体死亡。在不少国家恶性肿瘤死亡占三大死因（癌症、心血管病、脑血管病）之首位。2001年卫生部发布的资料显示，癌症的致死率为我国死亡疾病之首。因此癌症的防治已是世界性的保健问题，是世界卫生组织疾病防治目标中重点防治的疾病。

一、癌症的病因

癌症的发病原因目前尚不十分清楚，但据统计，在引起癌症发病的因素中，除环境因素是重要因素外，1/3 的癌症与膳食有关。营养干预不仅在癌症的预防方面，还在癌症的疗养方面也将发挥作用。

1. 食物中的致癌物质

膳食中摄入致癌物质是导致癌症发生的重要原因之一。食物中已发现的致癌物以黄曲霉毒素、N - 亚硝基化合物、多环芳烃类化合物、杂环胺类化合物、农药等分布比较广泛。

2. 营养与癌症

在饮食影响癌症发生的过程中，除食物中的致癌物起着重要作用外，人们的营养与膳食结构对癌症的发生也同样起着不可忽视的作用。

(1)脂肪　高脂肪的膳食会促发化学物质诱发乳腺癌、结肠癌和前列腺癌。动物试验表明，当脂肪供能含量由总能量的 2% ~ 5% 增加到 20% ~ 27% 时，动物癌症发生率增加和发生时间提早。达 35% 时可增加化学致癌物的诱发。因此，高脂肪膳食人群的上述癌症的发病率远高于食用脂肪较少的人群。膳食中应重点限制饱和脂肪酸、多不饱和脂肪酸和反式脂肪酸。

(2)能量　膳食能量的摄入与癌症发生有明显的相关性。摄入过量能量的人（表现在体重过重和肥胖）易患胰腺癌。动物试验表明，限制 50% 的能量摄入，自发性癌症发生率由对照的 52% 下降至 27%。限制人类的膳食能量可减少自发性癌症和致癌物促癌的发生。体重超重的人比体重正常的人或较轻的人更容易患癌症。

(3)碳水化合物　食用真菌类食物中的多糖如蘑菇多糖、灵芝多糖、云芝多糖具有防癌的作用。对人类来说，摄入高精糖膳食（如高蔗糖）有发生结肠癌、直肠癌和乳腺癌的危险。

(4)蛋白质　蛋白质的摄入量过低或过高均会促进肿瘤的生长。食物中蛋白质含量较低，可促进癌变的发生。食管癌和胃癌的高发区，一般是土地贫瘠、居民营养欠佳、蛋白质摄入不足的地方。但是，摄入高蛋白质，又与结肠癌、乳腺癌和胰腺癌密切相关，可能与进入结肠的氨基酸通过发酵作用产生的氨有关。

(5)膳食纤维　膳食纤维是不能被人体吸收的多糖，在防癌上起着重要的作用。流行病学的调查及动物试验表明它能降低结肠癌、直肠癌的发病率。其主要作用是吸附致癌物质和增加其体积稀释致癌物。

(6)维生素　维生素 A 能捕捉破坏细胞的自由基，避免细胞的氧化损伤，强化上皮细胞和正常的酶功能，刺激免疫细胞杀灭初始的癌化细胞。维生素 C 可以阻断致癌亚硝胺的合成；促进淋巴细胞的形成，增强机体免疫功能；还可通过影响能量代谢直接抑制癌细胞的生长。维生素 E 可以抑制机体游离自由基的形成，保护细胞的正常分化，阻止上皮细胞过度增生角化，减少细胞癌变。

(7)矿物质　钙有抑制脂质过氧化的作用，它能与脱氧胆酸等相结合形成不溶性钙盐，保护胃肠道免受次级胆酸的损伤。一些报道认为钙的摄入量与结肠癌、直肠癌呈负相关。锌的摄入量过低或过高，都可降低机体的免疫功能，但锌的摄入量过高还能影响硒的吸收。流行病学资料显示，锌摄入量过多可能与食管癌、胃癌有关。硒的防癌作用比较肯定。流行病学的资料表明土壤和植物中的硒含量，人群中硒的摄入量，血清中硒含量与人类各种癌症（肺癌、食管癌、胃癌、肝癌、肠癌、乳腺癌等）的死亡率呈负相关。动物试验表明硒有抑制致癌物诱发食管癌、胃癌、肝癌、乳腺癌的作用。

二、癌症的营养防治

病例对照研究表明三餐不按时，暴饮暴食，喜食重盐、腌制或过烫食品，爱饮烈性酒，好生闷气等是发生胃癌的高危险因素。因此要培养良好的饮食习惯：要按时进食，细嚼慢咽，饥饱适当，避免暴饮暴食，不食隔夜蔬菜，避免食物过烫、过硬，以保护食管和胃的黏膜免受损伤，不饮烈性酒，对保护食管和胃黏膜及肝细胞有利；要培养食物多样化的习惯，避免偏食，特别是要养成每天吃蔬菜的习惯。良好的饮食习惯要从儿童期培养，如果蔬菜的块过大、纤维较长或者口感不佳等，常使儿童吞咽困难。因此，应改进蔬菜制作，将蔬菜切成较短小的菜块或菜泥，使儿童易于吞咽，以培养儿童每日进食蔬菜的习惯。在生活和社会交往中要心态平和，精神开朗，情绪乐观。缺乏交流、好生闷气的人，常常免疫功能低下，加上精神因素影响胃液的分泌和胃的蠕动，易使胃黏膜受损，增加了肿瘤发生的危险。

1997 年，世界癌症研究基金会（WGRF）总结了全世界在癌症领域的研究结果，提出了具有广泛科学依据的从膳食和健康方面预防癌症的 14 条建议。现摘录如下。

（1）合理膳食　膳食中应有充分的营养，并且食物要多样化，以植物性食物为主。植物性食物中应有较多的各种各样的蔬菜、水果、豆类和粗加工的谷类等。

（2）控制体重　避免体重过轻或过重。在成年后，限制终身体重变化不超过 5kg。

（3）坚持体力活动　终身坚持体力活动，如果工作时的运动较少，每天应进行 1h 快走或类似的运动，并且每周进行至少 1h 出汗的剧烈运动。

（4）多吃蔬菜、水果　每天要吃 400~800g 蔬菜、水果。每天要吃 5 种以上果蔬，且常年坚持才有持续防癌作用。

（5）以植物性食物为主　食用多种来源的淀粉或富含蛋白质的植物性食品，每天吃 600~800g 的各种谷类、豆类、薯类食物，最好吃粗加工的食物，限制精制糖的摄入。

（6）酒精饮料　建议不饮酒，反对过量饮酒。即使要饮酒，男性每天饮酒不超过一天总能量摄入的 5%，女性不超过 2.5%。

（7）肉类　如果喜欢吃肉，红肉（牛、羊、猪肉及其制品）摄入量每天应少于80g，多吃鱼、家禽以代替红肉。

（8）脂肪和油脂　限制高脂食物的摄入，选择适当的植物油并限制用量。可用玉米油、芝麻油、鱼油、花生油来代替动物油。油脂提供的能量应为总能量的15%～30%。

（9）盐和腌渍食品　成人每天食盐量少于6g，限制腌制食物及烹饪、调料用盐。用其他调味品代替食盐。

（10）食物储藏　不吃常温下储存时间过长、可能受到微生物毒素污染的食物，保存食品应避免霉变。

（11）食物防腐　易腐败的食品如吃不完，要冷冻或冷藏。

（12）食品添加剂及残留物　食物中的添加剂、污染物和其他残留物有严格的法规管理，它们的存在是无害的，但乱用或使用不当可能影响健康。

（13）烹调方法　尽量少食用直接在火上烤的鱼、肉及熏肉，减少或者不采用高温油炸食物的烹调方法，不吃烧焦的食物。

（14）营养补充剂　对于遵循本建议的人来说，一般不必食用营养补充剂，食用营养补充剂对减少癌症危险可能没什么帮助。

流行病学的资料表明，新鲜蔬菜是防癌最好的食物。美国提出了8类防癌的食物，可供参考选用。

（1）洋葱类　大蒜、洋葱、韭菜、芦笋、青葱等。

（2）十字花科　西兰花、花椰菜、甘蓝、芥菜、萝卜、大白菜、小白菜等。

（3）坚果和种子　核桃、松子、开心果、芝麻、杏仁、胡桃、番瓜子等。

（4）谷类　玉米、燕麦、米、小麦等。

（5）荚豆类　黄豆、青豆、豌豆等。

（6）水果　柳橙、橘子、苹果、哈密瓜、猕猴桃、西瓜、柠檬、葡萄、葡萄柚、草莓、菠萝、柠檬等水果。

（7）茄科　番茄、马铃薯、番薯、甜菜等。

（8）伞状花科　胡萝卜、芹菜、荷兰芹、胡荽、莳萝等。

其他重要食物：小黄瓜、番瓜、莴苣、青椒、红椒、菠菜、姜、姜黄等。

三、营养餐谱举例

早餐：燕麦粥，拌藕片，鸡蛋炒芦笋，果仁豆浆（松子、核桃、芝麻、黄豆、青豆等）。

加餐：柠檬，绿茶。

午餐：米饭，板栗炖鸡（板栗、鸡肉、胡萝卜、香菇），糖醋萝卜苗，玉米棒，清炒双花（西兰花、白菜花），口蘑豆芽汤。

加餐：西瓜，开心果。

晚餐：三鲜蒸饺（韭菜、海米、鸡蛋、瘦猪肉），地瓜小米粥，红椒拌苦苣（红椒、黑木耳、苦苣、杏仁、小黄瓜）。

加餐：酸乳，菠萝。

第九节　营养与骨质疏松症

骨质疏松症是以骨量减少及骨组织微结构退行性变化为特征，伴有骨脆性增加，易于发生骨折的全身性骨骼疾病，是一种严重危害我国中老年人健康的常见疾病。据报道，全世界每年发生 166 万例髋部骨折。伴随着老年人口的增长，到 2050 年估计其发病率还要增长 4 倍。值得注意的是 1988—1992 年北京妇女髋部骨折发病率增长了 34%，男性增长了 33%。国际学者们预言，到 2050 年骨质疏松骨折的发病率将以亚洲国家增长占首位，尤其是中国。

骨质疏松的病因仍不很清楚，可能是多因素、多环节共同作用的结果。其中雌激素减少和钙代谢障碍可能是最主要的原因。2002 年第四次全国营养调查资料表明，我国城乡钙的摄入量仅为每人 389mg/d，还不到适宜摄入量的 1/2。由骨质疏松引起的骨折不仅给患者本人带来极大的痛苦或终生致残，也给社会经济造成沉重的负担。我国人口众多，老龄人群急剧增加，因此，骨质疏松症已经成为引起极大重视的公共健康问题。

一、临 床 表 现

周身骨痛（尤以腰背部明显）、乏力、自发性骨折等。疼痛于登楼或体位改变时尤甚，机体活动受到明显障碍，日久下肢肌肉往往有不同程度的萎缩。骨折易发部位为脊椎、臀部和前臂。发病率随年龄的增加而增加，女性多于男性，消瘦、钙营养不良的绝经后高龄妇女是高危人群。总发病率为 10% ~50%，男女之比为 1:(3~8)。

二、影响骨质疏松症的膳食因素

1. 钙

人体中的钙有 99% 存在于骨骼和牙齿中，以维持骨骼的形态和机能，约 1% 的钙分布于全身其他各个部分，维持着神经肌肉的正常兴奋性。钙对骨骼的重要性是不言而喻的，膳食中钙的含量是个重要因素，但钙的吸收和被利用程度同样是至关重要的。影响钙吸收的主要因素：①膳食中钙的存在形式，有些结合型钙不溶于水，不能被消化吸收，如草酸钙等；②膳食中其他物质的影响，如乳糖、维生素 D 和蛋白质都能促进钙的吸收，而膳食纤维则会与钙结合阻止钙的吸收，草酸根离子则更易与钙结合生成不溶于水的钙盐而阻碍钙吸收；③肠道钙转运系统的功能，钙在肠道与钙结合蛋白结合后被转运通过细胞膜而吸收，这种结合蛋白浓度由维生素 D 调节，任何影响维生素 D 正常代谢的因素都可影响钙吸收。

缺钙是导致骨质疏松的主要病因。20 世纪 70 年代 Matkovic 对人群的研究表明居住在南斯拉夫高钙地区的居民较低钙地区者骨密度高，骨折率低，更加强了人们对钙与骨质疏松关系的重视。1984 年美国国立卫生研究所召开了钙与骨质疏松研讨会，将绝经妇女每人膳食钙的推荐量从 800mg/d 提高到 1500mg/d。此后，钙即被广泛推荐为绝经妇女预防骨质疏松的营养补充剂。

2. 维生素 D

维生素 D 对骨矿物质代谢的影响是双向的。维生素 D 可促进骨形成。对骨形成的间接作用是促进肠钙吸收，提高血钙浓度，为钙在骨骼中沉积、骨骼矿化提供原料。骨骼肌是活性维生素 D 代谢的靶器官，维生素 D 缺乏时可出现肌无力、肌肉收缩和肌肉松弛功能异常。补充维生素 D 可改善神经肌肉协调作用，减少了摔跤的概率，这也是补充维生素 D 减少骨折发生率的原因之一。

3. 维生素 C

维生素 C 是参与骨组织中的蛋白质、骨胶原氨基多糖等代谢物的重要物质，对酶系统有促进催化作用，有利于钙的吸收和向骨骼中沉积。维生素 C 缺乏可影响骨基质形成，并使胶原组织的成熟发生障碍，导致骨质疏松。

4. 维生素 K

以往人们认为维生素 K 仅与机体的凝血功能有关。1960 年，埃及学者报道了维生素 K 能促进大鼠与兔的骨折愈合。1975 年 Peffifor 和 Benson 发现服抗凝剂（维生素 K 拮抗剂）的怀孕妇女，其所产婴儿有骨骼畸形，首次揭示了维生素 K 缺乏对人体骨发育的影响。近年来，随着骨质疏松防治研究的广泛开展，维生素 K 与骨健康关系的研究也日益深入。

5. 微量元素

锌和铜与各种骨基质合成酶有关，锌缺乏时，骨中多种含锌酶活力下降，骨的生长受抑制。氟在骨中沉积有助于骨的矿化，菜叶中含氟量高，适量饮茶有助于预防骨质疏松。骨细胞分化，胶原蛋白的合成均需要含锰的金属酶催化。

6. 蛋白质

长期蛋白质缺乏，合成骨基质的蛋白质不足，对骨健康不利；而蛋白质摄入过多，使钙排泄增加，加重骨质疏松。流行病学的资料表明，肉类及乳类蛋白质摄入量高的西方国家骨折率也较高。同时，高蛋白质摄入导致尿钙排出量增加已被许多人体试验所证实。蛋白质摄入量每提高 40g，可使尿钙排出量增加 40mg。因此，人们颇为关注高蛋白质膳食是否因增加钙的流失从而对骨骼健康有不利影响。但 Framingham 在调查中得到的结果却是相反的，他们对 600 多名平均 75 岁的老年人用频率法进行了膳食调查，将蛋白质摄入量分成低、较低、次高和高四档。四年后追踪检测其骨密度状况，并进行骨折率的调查。结果表明，蛋白质摄入低者髋部及脊椎骨钙丢失均显著高于蛋白质摄入高者，且低蛋白质组骨折率也较高。此外，有些临床医生的研究也表明，对髋部骨折住院的老年患者提高蛋白质摄入量能改善临床效果，防止骨量进一步减少。

三、骨质疏松症的膳食营养治疗

1. 注意钙的摄入与补充

食物补钙是最安全、最经济的补钙方式，也易被接受。成年人应每日摄入钙 800mg，中老年人每日摄入钙 1000mg。膳食钙首选乳及乳制品。每 250g 牛乳约可供给 300mg 钙，其中乳糖、氨基酸等还可促进钙的吸收。酸乳含钙也较高，适合于体内缺乏乳糖酶不能耐受鲜乳者食用。其他含钙丰富的食物有虾皮、鱼类、芝麻酱、海带、紫菜、黑木耳、银耳、干酪、绿叶菜、核桃等。也可采用钙强化食品来补钙，但应严格掌握强化剂量和食用量，防止过量而引起其他元素的不平衡。

食物中补充不足或吸收不良者，可以在医师指导下服用钙制剂。在选用钙剂时，对其安全性、不良反应、效果、价格均应加以考虑。由于原料不同，钙剂中的含钙量也不等，碳酸钙、氯化钙、乳酸钙和葡萄糖酸钙分别含有元素钙40%、27%、13%、4%，其吸收率受个体生物利用因素或其他膳食成分的影响，大致在 10%~20%。以在进餐后服用钙剂为宜，同时喝入液体可增加吸收，分次服用比一次服用吸收率好。胃酸缺乏者可选择枸橼酸钙。患有心、肾疾病的老年人，在钙制剂的品种选择和用量上须慎重。试验证明，中年人每天 300mL 牛乳并补充钙剂 600mg，使每日钙的摄入量在 1000mg 以上，可明显推迟骨质疏松症的发生，缓解或者控制骨质疏松症状的发展。

大剂量的钙制剂对机体有毒，可使软组织和肾脏钙化，并使肾功能进行性减退。补钙期间要多饮水。

2. 注意维生素 D、维生素 K、维生素 C 的补充

维生素 D 能调节钙磷代谢，促进钙磷吸收和骨胶原的合成。老年人吃含高维生素 D 的食物不多，户外活动较少，日照不足使摄入和转化均较少，故在补钙的同时，应适当晒太阳并补充相应剂量的维生素 D。

骨质疏松症尤其是骨折者，血清维生素 K 水平低。抗凝剂、抗生素均可致维生素 K 缺乏而使骨和血清中骨钙素水平下降，不能保持骨的正常转化。因此，补充维生素 K 有一定意义，摄入食物中含量不足，可服用维生素 K_3，每次 2mg，一日一次。

维生素 C 缺乏将影响骨代谢，故应多吃新鲜蔬菜、水果等来补充维生素 C。

3. 适量摄入蛋白质

蛋白质是构成骨基质的主要原料，长期蛋白质缺乏，造成血浆蛋白降低，骨基质合成不足，新骨生成落后。若钙不足，则可加快骨质疏松。适量的蛋白质可增加钙的吸收与储存，有利于骨骼的再生和延缓骨质疏松的发生。钙通过肾脏和

肠道排泄，膳食蛋白质可促进钙排泄。随着蛋白质摄入量的增加，尿中钙的排泄也增加，甚至有些研究发现骨折发病率与蛋白质摄入量呈正相关关系。因此，蛋白质的摄入应适度。

4. 控制含磷高食物的摄入

高磷摄入可引起骨盐丢失，应少食含磷高的食物。含磷较高的食物有：小麦胚粉、蛋黄粉、羊肉串、松子、杏仁、腰果、口菇、羊肚菌、牛脑、干贝、紫菜等。

5. 膳食纤维

膳食纤维中的糖醛酸与钙结合，影响钙的吸收，有报道认为，每日摄入 26g 膳食纤维，钙需要量应增加 50mg。

四、骨质疏松症的预防

预防钙丢失是防止骨折的最重要途径。预防措施如下。

1. 运动

规律而坚持经常的运动有利于骨量的维持，如儿童期间钙的摄入充足，并坚持长期的运动锻炼，均可使骨峰值增加。运动要坚持经常，运动一旦停止，其对骨量的作用即消失。成年和老年人可选择适宜的运动方式并坚持，对减少骨量的损失、预防骨质疏松症是有效的。

2. 营养

营养、运动、阳光三位一体是预防骨质疏松症的最有效方式。在膳食安排上除了坚持均衡饮食，还应当注意合理烹调。大米洗后用温水浸泡；面粉、玉米粉、豆粉经过发酵烘烤，均可使其中的植酸酶活力增加，分解植酸盐，释放出钙和磷，提高其利用率。含草酸高的蔬菜，先用水焯一下再烹制，约80%的草酸已溶入水中。在烹制鱼、虾和骨头汤时加醋，在酸性的环境中钙易溶解而有利于吸收。酥软的鱼虾可连骨带皮一起吃。

3. 植物化学物质

雌激素能有效地降低钙的负氮平衡，促进正平衡。目前研究较多的是从天然植物中挖掘富含植物激素的一类食物，如大豆中的大豆异黄酮，能与雌激素竞争受体，起到类雌激素的作用。所以，中老年妇女多吃豆类及其制品，对延缓衰老、防止骨质疏松是有益的，也是预防骨质疏松症的有效手段，戒烟、避免酗酒、减少咖啡因和可乐等碳酸饮料的摄入，以及少用类固醇激素药物等，均可减少骨质丢失。

五、营养餐谱举例

早餐：牛奶小馒头，煮鸡蛋，果仁豆浆（核桃、黑芝麻、红豆、黑豆、黄豆），虾皮拌新鲜蔬菜（彩椒、小黄瓜、大白菜、紫甘蓝等）。

加餐：鲜枣。

午餐：绿豆米饭，清蒸河鱼，醋熘土豆丝，清炒空心菜，排骨海带汤（排骨、河虾、黄豆、海带、油菜）。

加餐：石榴。

晚餐：麻酱花卷（芝麻酱、红枣泥、玉米粉、小麦粉），紫米粥，番茄鸡片，凉拌菜（菠菜、洋葱、黑木耳、杏仁）。

加餐：酸乳。

第六章　特殊人群的营养

特殊人群主要包括孕妇、乳母、婴幼儿、学龄前儿童、青少年以及老年人。与一般健康成年人相比，这些人群因为各自的生理特点不同而具有相应的营养需求，以此进行恰当的营养指导，对提高人群健康水平和生命质量具有重要意义。

第一节　孕妇的营养

处于妊娠期的母体成为孕妇。妊娠是一个复杂的生理过程，孕妇在此期间，为适应和满足胎儿在子宫内的生长发育需求，自身会发生一系列的生理性调整，同时需要更多的营养。

一、孕妇的膳食营养需求特点

1. 蛋白质

胎儿早期肝脏尚未发育成熟而缺乏合成氨基酸的酶，所有氨基酸均是胎儿的必需氨基酸，都需要母体提供。

2. 脂类

孕妇膳食脂肪应占总能量的 20% ~ 30%，其中饱和脂肪酸、单不饱和脂肪酸、多不饱和脂肪酸分别为 <10%、10% 和 10%；多不饱和脂肪酸中 n－6 族与 n－3 族的比值为（4~6）:1；膳食脂肪中的磷脂对胎儿脑－神经系统和视网膜发育甚为重要，这些都必须由母体提供。

3. 矿物质

易缺乏的有钙、铁、碘、锌。

(1) 钙　孕晚期比孕早期更易缺钙，应经常摄入乳及乳制品、豆及豆制品、芝麻、虾皮等海产品。

(2) 铁　孕早期铁缺乏与早产和婴儿低出生体重有关，孕期铁的摄入不仅保证母体自身的需要，同时为胎儿储备，以满足胎儿出生后 4 个月的需要量。良好食物来源主要为动物肝脏、动物血、瘦肉等，铁含量丰富且吸收率高，此外，蛋黄、豆类以及某些蔬菜如菠菜、油菜、芥菜、雪里蕻、莴笋叶等含量也相对较高。

(3) 碘　孕妇缺碘会导致甲状腺素合成减少，引起胎儿甲状腺功能低下，导致发育迟缓、认知能力低下为标志的克汀病。食物来源主要是海产品和强化碘盐。

(4)锌　母体摄入充足的锌可促进胎儿的生长发育和预防先天性畸形，良好食物来源主要是海产品、瘦肉、动物内脏、坚果等。

4. 维生素

(1)维生素 A　缺乏会引起早产，胎儿宫内发育迟缓及婴儿低出生体重；过量可导致自发性流产和新生儿先天性缺陷。推荐摄入量（RNI）孕中、晚期为 900μg/d。食物来源主要是动物肝脏、牛乳、蛋黄，以及深绿色、黄红色蔬菜和水果。

(2)维生素 D　孕期维生素 D 缺乏可导致母体和初生的子女钙代谢紊乱，包括新生儿低钙血症、手足抽搐、婴儿牙釉质发育不良以及母体骨质软化症。参考摄入量为 10μg/d。紫外线照射皮下的维生素 D 合成是一个重要来源。

(3)维生素 E　主要功能是保护细胞膜，尤其对红细胞膜的稳定性具有保护作用。孕期对维生素 E 的补充有利于预防新生儿溶血。参考摄入量（AI）为 14mg/d。维生素 E 广泛存在于各种食物，粮谷类、豆类、坚果等含量丰富。

(4)维生素 B_1　缺乏可导致胃肠道功能下降，加重妊娠反应，引起营养不良。推荐量为 1.5mg/d。食物来源主要为动物内脏、瘦肉、粗加工的粮谷类、豆类。

(5)维生素 B_2　缺乏可使胎儿生长发育迟缓，缺铁性贫血也与其有关。推荐量为 1.7mg/d。肝脏、蛋黄、肉类、乳类是维生素 B_2 的主要来源。

(6)维生素 B_6　减轻妊娠反应，预防妊高症。推荐量 1.9mg/d。食物来源主要是动物肝脏、肉类、豆类和坚果。

(7)叶酸　摄入不足会引起胎儿神经管畸形、低体重和巨幼红细胞贫血。神经管的形成开始于胚胎发育早起，因此叶酸的补充需从计划怀孕或可能怀孕前开始。推荐量为 600μg/d。肝脏、豆类和深绿色叶菜是叶酸的良好食物来源。

二、孕妇的膳食建议

(1)膳食清淡适口。

(2)少食多餐、想吃就吃　无需像常人那样强调饮食的规律性，尤其是妊娠反应严重的孕妇，进食可不受时间限制，想吃就吃、能吃就吃。不要片面追求食物的营养价值，应待妊娠反应停止后，逐步过渡到平衡膳食的营养餐。

(3)戒烟禁酒，少吃刺激性食物　孕期必须戒烟禁酒，并远离吸烟环境。浓茶、咖啡应尽量避免，刺激性食物应尽量少吃。

(4)多摄入富含叶酸的食物并补充叶酸　叶酸是细胞增殖、组织生长、机体发育不可缺少的微量营养素。孕妇应尽可能早地多摄取富含叶酸的动物肝肾、鸡蛋、豆类、绿叶蔬菜、水果及坚果等。由于叶酸补充剂比食物中的叶酸能更好地被机体吸收利用，因此建议，受孕后每日应继续补充叶酸 400μg 至整个孕期。

(5)适当增加鱼、禽、蛋、瘦肉、海产品的摄入量　孕期选择动物性食物应首选鱼类。从孕 20 周开始，胎儿脑细胞分裂加快，作为脑细胞结构和功能成分的磷脂需要量增加，而磷脂上的长链多不饱和脂肪酸如花生四烯酸、EPA、DHA 是脑细胞生长和发育所必需，这对孕 20 周后胎儿脑和视网膜发育极为重要，而鱼类、蛋类等食物能够直接提供，此外，鱼类的脂肪含量相对较低。蛋类尤其蛋黄，是卵磷脂、维生素 A 和维生素 B_2 的良好来源。建议鱼类每周摄入 2～3 次，每日摄入 1 个鸡蛋，除食用加碘盐外，每周至少进食一次海产品。

（6）适当增加乳类的摄入 建议从孕中期开始，每天至少摄入 300mL 的牛乳或相当量的乳制品以及补充 300mg 的钙。

（7）常吃含铁丰富的食物 孕期缺铁性贫血仍是我国孕妇的常见病和多发病，孕期还需为胎儿储备出生后 1～4 月龄期间对铁的需要。因此，孕中、孕末应关注改善铁的营养状况，建议多摄入动物肝脏、动物血、瘦肉等动物性食物。若孕妇血红蛋白低于 100g/L，还应在医生指导下补充小剂量的铁剂。

（8）适量身体活动，维持体重的适宜增长 随着生活条件的改善，孕妇的日常工作量和活动量明显减少，肥胖孕妇及巨大儿出生明显增高，增加了难产的危险，因此，孕妇应适时检测自身体重，并适当调节食物摄入量。同时根据自身的体能每天进行不少于 30min 的低强度身体活动，最好是 1～2h 的户外活动，如散步、做体操等。

第二节 乳母的营养

哺乳婴儿的乳母，既要补偿自身在妊娠、分娩时所损耗的营养素储备，促进母体各器官、系统功能的回复；又要分泌乳汁、哺育婴儿。如果营养不良或营养失衡，不仅影响乳母的身体健康，还会减少乳汁分泌量，降低乳汁质量，影响婴儿的生长发育。

一、乳母的膳食营养需求特点

1. 蛋白质

在非孕基础上每日增加 20g，达到每日 85g，供能占总能量的 13%～15%。

2. 脂肪

每次哺乳过程中后段乳汁中脂肪含量高于前段，当乳母的能量摄入和消耗相等时，乳汁中脂肪酸与膳食脂肪酸的组成相近，其中不饱和脂肪酸——DHA 应充足。孕妇膳食脂肪供能占总热量的 20%～30%。

3. 碳水化合物

摄入量占总能量的 55%～65%。

4. 矿物质

（1）钙 乳母膳食钙 AI 为 1200mg/d。中国营养学会建议乳母膳食多样化，增加乳类等含钙丰富的食物摄入，每日饮乳约 500mL 左右。另外，为增加钙的吸收和利用，乳母还应注意补充维生素 D 或多做户外活动。

（2）铁　铁不能通过乳腺进入乳汁，但为了补充在孕期及分娩时乳母自身丢失的铁，建议乳母膳食铁 AI 为 25mg/d。由于食物铁的利用率较低，除注意摄入富铁食物外，还要补充小剂量的铁制剂，以纠正和预防缺铁性贫血。

二、乳母的膳食建议

应在一般人群膳食指南的基础上，增加以下内容：

1. 增加鱼、禽、蛋、瘦肉及海产品摄入

营养良好的乳母，每天泌乳量 800mL 以上，如果膳食中蛋白质的质和量不理想，可使乳汁分泌量减少，并影响乳汁中蛋白质的氨基酸组成。因此，乳母应每天增加总量 100 ~ 150g 的鱼、禽、蛋、瘦肉，使优质蛋白质达到总蛋白质的 1/2。为纠正或预防缺铁性贫血，还应多摄入动物肝脏、动物血、瘦肉等。此外，乳母还应多吃海产品，有益于婴儿的生长发育。

2. 适当增加乳类、补充钙剂，多喝汤水

建议乳母每日饮用牛乳 500mL，从中可获得约 600mg 优质钙，同时适当摄取鱼虾、豆制品、芝麻酱以及深绿色蔬菜等。必要时可在医生指导下适当补充钙制剂。此外，鱼、禽、畜类等动物性食物宜采用煮或煨的烹调方法，促使乳母多饮汤水，增加乳汁分泌，鱼汤、鸡汤、肉汤等含有可溶性氨基酸、维生素、矿物质等营养成分，还有利于提高乳汁的营养价值。如大豆、花生加上各种肉类（如猪腿或猪排骨）煮成的汤、鲫鱼胡萝卜汤、蘑菇煨鸡汤、荷包蛋汤等汤水，均可促进乳汁分泌。

3. 产褥期食物多样，不过量

产褥期，民间俗称坐月子。有的地区乳母在产褥期膳食单调，大量进食鸡蛋等动物性食物，忌食生冷食物，不吃蔬菜、水果，不仅会增加便秘、痔疮等疾病的发病率，还会造成某些微量营养素的缺乏，影响乳汁中维生素和矿物质的含量，进而影响婴儿的生长发育，因此，产褥期要重视蔬菜、水果的摄入。

4. 忌烟酒、避免喝咖啡或浓茶

烟酒对乳母和婴儿的健康都有害，喝浓茶、咖啡可通过乳汁影响婴儿健康。

5. 科学活动和锻炼，保持健康体重

乳母除注意合理膳食外，还应适当运动以及做产后健身操，这样可促进机体复原，保持健康体重，同时减少并发症的发生。

第三节　儿童与青少年的营养

儿童青少年时期是由儿童发育到成年人的过渡时期，可以分为 6 ~ 12 岁的学龄期和 13 ~ 18 岁的少年期或青春期。儿童青少年时期是一个人体格和智力发育的关键时期，也是一个人行为和生活方式形成的重要时期。

儿童青少年进入青春期后生长速度加快，对各种营养素的需要量明显增加，应给予特别关注。充足的营养摄入可以保证其体格和智力的正常发育，为成人时期乃至一生的健康奠定良好基础。青春期女性的营养状况会影响下一代的健康，应特别予以关注。

一、儿童青少年的膳食营养需求特点

7 ~ 18 岁儿童青少年每日膳食中营养素参考摄入量（DRIs）（见表 6 – 1）。

二、儿童青少年的膳食建议

根据儿童青少年生长发育的特点及营养需求，建议在一般人群膳食指南的基础上；还应强调以下内容：

1. 三餐定时定量，保证吃好早餐，避免盲目节食

儿童青少年应该建立适应其生理需要的饮食行为，一般为每日三餐，三餐比例适宜，所提供能量分别占全天总能量的 25% ~ 30% 、30% ~ 40%、30% ~ 40%。但是，2002 年中国居民营养与健康状况调查结果显示，一日三餐不规律、不吃早餐的现象在儿童青少年中较为突出。

（1）不吃早餐影响学习和健康　早餐是一天中能量和营养素的重要来源，对人体的营养和健康状况有重要影响。不吃早餐或早餐营养不充足，不仅会影响学习成绩和体能，还会影响消化系统功能，不利于生长发育和健康。因此，应每天吃早餐，并保证质量。

优质的早餐应食物多样、能量充足，营养丰富、搭配合理的早餐应包括：适宜的水分；谷类食物；富含优质蛋白的食物，如牛乳或豆浆、鸡蛋或豆制品等；水果和蔬菜。

（2）课间加餐，补充营养　学习属于脑力劳动，大脑的能量消耗很大，儿童好动，体力消耗也大，加上生长发育所需要的能量，所以要保证充裕的能量供应和营养支持。而儿童胃容量相对较小，因此可以安排课间加餐。加餐以新鲜水果、酸乳、豆浆、牛乳、芝麻糊、全麦面包、煮鸡蛋、核桃仁等为宜。

（3）不能盲目节食　这种情况多见于青春期女孩，过分关注体型，为了保持"苗条"，过度节食以致体重明显降低。有的甚至采用呕吐、吃泻药等极端做法，久之形成条件反射，严重的还会导致神经性厌食症，骨瘦如柴、貌似枯槁。长期的营养不良还会出现精神症状，如焦虑不安、抑郁、失眠、注意力不集中、易怒、强迫性思维等，严重者导致死亡。因此，应加强对儿童青少年的营养教育和审美指导，当其不能确定自己的体重是否正常时，可以向营养专家、医生或有关专家咨询。

表6-1　7~18岁儿童青少年每日膳食中营养素参考摄入量（DRIs）

年龄/岁	能量/kcal		蛋白质/g		脂肪（脂肪能量占总能量的百分比）/%	钙/mg	铁/mg		锌/mg		维生素A/μgRE		维生素D/μg	维生素E/mg	维生素B₁/mg		维生素B₂/mg		烟酸/mg		维生素B₆/mg	维生素C/mg	叶酸/μg	维生素B₁₂/μg
	男	女	男	女			男	女	男	女	男	女			男	女	男	女	男	女				
7~	1800	1700	60	60	25~30	800	12		14		700		10	14	0.9		1.0		9		0.7	80	200	1.2
8~	1910	1700	65	65	25~30	800	12		14		700		10	14	0.9		1.0		9		0.7	80	200	1.2
9~	2000	1700	65	65	25~30	800	12		14		700		10	14	0.9		1.0		9		0.7	80	200	1.2
10~	2100	1700	70	65	25~30	800	12		14		700		10	14	0.9		1.0		9		0.7	80	200	1.2
11~	2400	1700	75	75	25~30	1000	16	18	18.0	15.0	700		5	21	1.2		1.2		12		0.9	90	300	1.8
14~	2900	2400	80	80	25~30	1200	20	25	19.0	15.5	800	700	5	21	1.5	1.2	1.5	1.2	15	12	1.1	100	400	2.4
轻体力劳动（18~）	2400	2100	75	65	20~30	800	15	21	15.0	11.5	800	700	5	21	1.4	1.3	1.4	1.2	14	13	1.2	100	400	2.4
中体力劳动（18~）	2700	2300	80	70	20~30	800	15	21	15.0	11.5	800	700	5	21	1.4	1.4	1.4	1.2	14	13	1.2	100	400	2.4
重体力劳动（18~）	3000	2700	90	80	20~30	800	15	21	15.0	11.5	800	700	5	21	1.4	1.3	1.4	1.2	14	13	1.2	100	400	2.4

2. 吃富含铁和维生素 C 的食物

儿童青少年由于生长迅速，铁需要量增加，女孩加之月经来潮后的生理性铁丢失，更易发生缺铁性贫血。2002 年中国居民营养与健康状况调查显示，无论城市还是农村，贫血患病率都相当高。

即使轻度贫血，也会对儿童青少年造成体力、身体抵抗力以及学习能力的下降，常常出现食欲减退、厌食、异食癖、体重下降、畏寒等症状，导致注意力不集中、逻辑思维和记忆力下降，学习效率低下，容易诱发各种疾病等。因此应注意饮食多样化，经常吃含铁丰富的食物，如动物血、肝脏、瘦肉、蛋黄、黑木耳、大豆等，另外，维生素 C 可以显著增加膳食中铁的消化吸收率，因此儿童青少年每天的膳食都应含有新鲜的蔬菜水果等富含维生素 C 的食物。

3. 每天进行充足的户外运动

每天进行充足的户外运动，能够增强体质和耐力，提高身体的柔韧性和协调性，保持健康体重，预防和控制肥胖，对某些慢性病也有一定预防作用。此外，还能接受一定量的日光照射，有利于体内维生素 D 的合成，保证骨骼的健康发育。

(1)运动过少是造成超重或肥胖的主要原因　如果摄入能量超过消耗能量，多余的能量就会在体内转变为脂肪而导致肥胖。能量消耗较低，静态活动时间太长以及运动过少是造成超重或肥胖的重要原因。

(2)适度运动保持健康体重　经常参加体育锻炼，可以改善健康状况，促进心理健康并保持健康体重。因此，每天最好进行至少 60min 的有氧运动，如散步、快走、慢跑、打球、游泳、爬山、骑行、打太极拳等。养成运动的习惯就如同吃饭、睡觉一样重要，不仅能提高儿童青少年的身体素质，而且能够预防疾病。

(3)鼓励参与家务劳动　家务劳动有利于培养责任感，养成热爱劳动、珍惜劳动成果的好品德，有利于锻炼意志和毅力，养成勤劳的作风，培养独立生活的能力以及交往能力，还有利于调节家庭气氛。

4. 不抽烟、不饮酒

5. 备考时期的营养

备考阶段是脑力劳动的特殊时期，需要把与饮食有关的营养工作做得更完善、更科学、更系统，在此阶段的营养中心是在平衡膳食的基础上加强"健脑"，能够充裕提供备考时期所需重要营养物质的食品包括：鸡蛋、牛乳、鱼、虾、瘦肉、猪肝、豆制品、坚果、粗粮、食用菌、蜂蜜、蔬菜、水果等。

(1)健脑需要优质蛋白　记忆力减退的人补充赖氨酸能够起到有效的补益作用，鸡蛋、牛乳、大豆、鱼等食品的赖氨酸含量十分丰富，备考期间应该多吃。另外，色氨酸与大脑的活动关系密切，多食用含色氨酸的食物如牛肉、大米、小米等对改善脑功能十分有益。

（2）益智成分 DHA　海产品含有丰富的 DHA，对提高智力、判断力和记忆力有特殊作用。DHA 在深海鱼中含量最高。但是以 DHA 为主要原料的保健品的营养价值不及天然鱼类，因为鱼类除了含有 DHA，还有较多的脂溶性维生素 A、维生素 D、维生素 E 和水溶性的维生素 B_1、维生素 B_2、维生素 B_6、维生素 B_{12} 以及钙、磷、钾、铁、碘、硒等矿物质，所以食用新鲜的天然鱼类更营养也更安全。

（3）谷类食品是供应能量的快速反应部队　膳食中一定要有谷类，早餐一定要有主食，碳水化合物是供应人体能量的主要物质。粮谷类和薯类作为中国人的主食，是含碳水化合物最多的食物种类，一定要保证充足供应。

（4）粗粮补充维生素 B_1　维生素 B_1 缺乏，会出现注意力分散，学习效率下降，因此，备考阶段应充分摄入维生素 B_1。富含维生素 B_1 的食物有全麦、小米、地瓜、瘦肉、葵花籽仁、花生、大豆等，可以利用多种谷类和薯类制成多样化的主食，如用绿豆、红小豆、黑米、玉米、大米在一起做成"五谷饭"，既好看、又好吃，营养全面，有利于营养素的吸收利用，还增加了多种有利于提高机体免疫力的植物化学物质。

（5）每天吃 5~8 个核桃　坚果是极好的健脑食品。核桃是坚果中的珍品，又称作"益智果"、"长寿果"。磷脂是大脑细胞的重要成分，核桃富含磷脂，能够增强脑细胞的活力，增强记忆力。因此，备考阶段经常吃核桃、榛子、杏仁、葵花籽仁、花生等坚果，对改善脑功能、增强记忆力有明显帮助。

（6）最好一周吃 2 次猪肝　猪肝主要是补充铁、维生素 A 和维生素 D。除了猪肝、鸡肝、羊肝等动物肝脏，豆制品、芝麻酱、海带、黑木耳等铁含量也较丰富。

（7）酸乳、牛乳是补钙的首选　钙的生理功能之一是抑制脑神经兴奋异常，钙充足时人即使遇到较强的精神刺激也能泰然处之。钙的最好来源是牛乳及乳制品，也是最易选择的营养食品。

（8）多吃新鲜的绿叶蔬菜、水果和食用菌　科学饮食和充足的营养不仅能改善大脑功能、提高记忆力，而且还能增强身体免疫系统的功能，预防疾病。绿叶蔬菜、新鲜水果和食用菌中含有丰富的维生素 C、胡萝卜素、B 族维生素和植物化学物质，有极好的抗氧化功能。保证充足的摄取，可以提高免疫力，减少疾病的发生，使身体保持充满生机的状态。

（9）限制油腻食物和高糖饮料　烧烤、炸肉串、香肠炒饭、油煎鸡蛋等食物尽量不吃，高糖饮料和碳酸饮料应限制饮用。

第四节　老年人的营养

随着生命的发展，人体内的平衡逐渐被破坏、各组织器官的功能逐渐消退，这个过程称为老化。每个人老化开始的时间和老化的速度不一样，通常是从 50

岁开始老化速度加快，当生物学老化达到总体的65%时，被称作老年人，在我国60岁便进入了老年时期。老年人是特殊人群中数量最大的群体。

衰老虽然是一种自然现象，但是事实证明，选择科学的生活方式，合理营养，完全可以做到提高生命质量、延缓衰老。重视营养应该贯穿一生，尤其从40岁开始，就更应当注意营养、保持健康，从而达到预防疾病、推迟衰老的目的。

一、老年人的膳食营养需求特点

1. 蛋白质

由于合成代谢降低、分解代谢增高，老年人对蛋白质的需求高于中青年，同时，由于肝肾功能减退，处理蛋白质的能力下降，蛋白质的利用率较低。因此，优质蛋白质的摄入不能少于蛋白质总量的50%。

2. 脂肪

老年人的生理特点是胆汁酸减少，酶活力降低，消化脂肪的能力下降，故摄入脂肪的能量比应以20%为宜，有心脑血管病、糖尿病、高血压和肥胖等疾病的老年人应控制在20%以下。另外，每日胆固醇的摄入量不超过300mg。

3. 碳水化合物

老年人对碳水化合物的利用率较低，摄入过多易引起高脂血症和糖尿病。

4. 膳食纤维

膳食纤维能够增加肠蠕动，预防老年性便秘；还能改善肠道菌群，使食物容易被消化吸收。几年来的研究还表明，膳食纤维尤其是可溶性膳食纤维，对血糖、血脂代谢都有很好的改善作用，对老年人特别有益；另外，膳食纤维对于预防老年人易发的心脑血管疾病、糖尿病、肠癌等都有一定帮助。每人每天膳食纤维的摄入以25~30g为宜。

5. 维生素

维生素不足与老年人多发病有关，老年人抗氧化能力下降，发生慢性非传染性疾病的危险增加，因此，从膳食中摄取足够量的抗氧化物质十分必要。维生素A可减少老年人皮肤干燥和上皮角质化；β-胡萝卜素能清除过氧化物，增强免疫功能，延迟白内障的发生；谷类胚乳中含有的维生素E在人体抗氧化功能中具有重要作用，能够减少体内脂质过氧化物的产生，消除脂褐质，降低血胆固醇浓度。另外，老年人常见B族维生素的不足，特别要注意补充叶酸，维生素C对老年人有预防血管硬化的作用。因此，老年人要摄入充足的全谷类食物、海产品、绿叶蔬菜、水果、坚果等，以避免叶酸、维生素B_6、维生素B_{12}等的缺乏。

6. 水

人在25岁时，全身水分约占体重的62%，75岁时只占53%。由于老年人对失水和脱水的反应变得迟钝，所以不要等到感到口渴时再喝水。应该有规律地主动补水，每天每千克体重至少应摄入 30mL 水。建议常喝温热水和清淡的绿茶，膳食中经常适量喝粥。

7. 矿物质

老年人随着年龄增加，骨矿物质不断丢失，骨密度逐渐下降；另一方面，老年人钙吸收能力下降，如果膳食钙摄入不足，就更易发生骨质疏松和骨折，故应注意钙和维生素 D 的补充。锌是老年人维持和调节正常免疫功能所必需，缺乏锌主要影响中枢神经系统活动和免疫功能，表现为食欲不振、认知行为改变、皮肤改变、免疫功能障碍等。硒可提高机体抗氧化能力，延缓衰老。适量的铬可使胰岛素充分发挥作用，降低低密度脂蛋白、升高高密度脂蛋白含量，有利于防治心血管疾病。故老年人应注意摄入富含这些微量营养素的食物。

二、老年人的膳食建议

建议老年人的膳食在一般人群营养的基础上，注意以下几个方面：

1. 食物要粗细搭配、松软、易于消化吸收

粗粮含丰富的 B 族维生素、膳食纤维、钾、钙以及木酚素、芦丁、类胡萝卜素等植物化学物质等成分。近 10 年来，我国居民谷类食物、尤其是粗粮和薯类食物摄入减少，油脂及能量摄入过高，导致 B 族维生素、某些矿物质和膳食纤维供给不足，慢性疾病发病率增加。因此，在老年人的膳食中，要注意选择一定量的粗粮和薯类，以保证营养均衡、促进健康，预防慢性疾病。研究表明，每人每天食用85g 或以上的全谷类食物可以帮助控制体重，减少慢性疾病的发病风险，因此，建议老年人每天最好能摄取 100g 粗粮或全谷类食物。

在烹调方法上，要考虑老年人的生理特点，以蒸、煮、炖、炒为主，避免油腻、腌渍、煎、炸、烤的食物，主食宜选用柔软的米面及其制品，如发面包子、馒头、发糕、麦片、花卷、稠粥、面条、馄饨等，杂粮、杂豆、薯类要粗粮细做、粗细搭配，如将地瓜或山药切成小块与大米、小米一起煮粥，用红豆和全麦制成豆沙包；将玉米粉、大豆粉、小米粉和在一起蒸发糕等，既保证营养，又兼顾口感；生食的蔬菜、水果硬，切成小块，或者制成鲜榨果蔬汁饮用；鱼虾、瘦肉、禽类尽量采用清蒸、清炖、熬煮等烹调方式。

2. 合理安排饮食，提高生活质量

家庭和社会应从各方面保证老年人的饮食质量和进餐环境，使其获得丰富的食物，保证各种营养素的摄取，促进老年人身心健康，达到减少疾病、延缓衰老、提高生活质量的目的。

老年人的营养需求与青壮年相比有 5 高 5 低的特点：蛋白质、维生素、矿物质、水、膳食纤维的摄入应适当高一些，而总能量、脂肪、糖、盐、酒都要低于中青年。患有高血压的老年人，除了要降低食盐摄入量，还要警惕味精、鸡精、酱油、含盐的加工食品等"隐性钠"的摄入，食盐的适宜摄入量为每人 3～5g/

d。另外，建议吃新鲜的食物，并增加酸味食品，因为酸味可提高人体对咸味的敏感度。老年人可以适当选择饮用红葡萄酒，以每天25～50mL为宜，红葡萄酒对心血管病、脑血栓、视网膜变性、肾结石、乳腺癌有很好的预防和辅助治疗作用，同时还能抑制脂肪吸收，提高记忆力，预防感冒。

（1）日常应注意水的摄入　每天早上起床后可先喝200～300mL温热水，补充夜间机体丧失的水分；晚上就寝前再喝200～300mL的水，以预防血液黏度过高。一天当中可定时、少量、有规律地饮水。除了膳食中的水分外，老年人一天饮水的总量应不少于1200mL。

（2）一日三餐都要有主食　选择粗细搭配的谷类制成馒头、面包、米饭、粥、饼、发糕、面条、包子、馄饨、饺子、疙瘩汤和土豆、红薯、芋头等薯类食物为老年人的主食。一般来说，早餐最好吃容易消化、供能较快的发面食品，如全麦面包、馒头、花卷、发糕、发面包子等；中午可安排米饭、饺子、饼和面条；到了晚上，低热量的土豆、红薯和杂粮、杂豆粥是很好的选择，其中富含的膳食纤维还可以促进肠胃蠕动，保证第二天排便顺畅。参考摄入量：谷类食物每天200～300g，其中粗粮100g。

（3）每天的食物总量中应有1/3是蔬菜和水果　对于老人来说，每天至少吃到5种不同的蔬菜（包括食用菌和藻类食品）和水果，保证每顿饭应当有2～3种蔬菜，因为具有抗氧化能力的成分大多存在于蔬菜（包括食用菌）和水果中。烹调时最好用少量水将蔬菜煮熟，再凉拌或清炒，这样做能较好的保存营养并防止摄入过多的脂肪。如果烹调的不是菠菜这类高草酸的含量食物，剩下的水还可以煮成面或做汤。

在水果的选择上，冬枣、橘子、草莓、猕猴桃等富含维生素C，可以帮助老人更好地吸收铁，避免发生贫血，并可以提高抗氧化能力。山楂、苹果等水果含有丰富的果胶（膳食纤维），对于预防动脉硬化、肠胃蠕动有促进作用。吃水果，最好切成块，这样不会损伤牙齿和牙龈。而水果则该放在两餐之间吃而不在饭后，这样有助于保持血糖的稳定。除了在餐间吃水果外，最新研究还表示，在饭前喝一点温过的果汁，对老人身体尤其有好处。如果实在嫌水果太凉，喝完胃不舒服，也可以尝试用干果煮粥。虽然维生素会损失，但里面的膳食纤维还在。

食用菌和海藻中的微量营养素、膳食纤维及生物活性物质，对老年人延缓衰老、稀释血液黏度，预防和治疗慢性疾病都是十分有益的。所以，老年人每天都应当吃一点食用菌和海藻类食物。参考摄入量：新鲜蔬菜和食用菌每天400～500g，蔬菜应尽量选橘黄、深绿色、紫色、红色的蔬菜。水果每天200～250g。

（4）保证膳食优质蛋白　老人应该保证每顿正餐里都有一些肉或其代用品，以保证优质蛋白的均衡供应。即使是早餐，也可以吃一个鸡蛋，喝一杯豆浆或者牛乳，或选择少量肉末、肉丝等，配以主食和新鲜的蔬菜、水果。对于血脂有点高的老人，也不能一点不吃肉，血脂高的人确实要限制脂肪的摄入，但如果一点肉类食物都不吃,身体反而会本能地"抓住"食物中的每一点脂肪储备起来,很多吃素的人会得脂肪肝就是这个道理。为老年人、尤其是血脂异常的老年人制作肉类的膳食,应把肉眼可见的肥油切掉,烹调之前将肉用水焯一下或不放油煎,都可以去掉一些脂肪。肉和鱼,要烧得烂一些。鸡蛋最好采用煮和蒸的方式。少吃煎鸡蛋和炒鸡蛋,因为鸡蛋的吸油能力非常强。一周可以吃一次动物肝脏,补充维生素 A 等多种营养素。动物油和动物内脏含有较高的饱和脂肪酸,应当严格控制摄入。

参考摄入量:肉禽每天 50 ~ 70g,以鸡胸肉、牛肉、兔肉和瘦猪肉等脂肪含量较低的肉类为主。鱼虾等水产类每周应安排 3 ~ 4 次,每次 100 ~ 150g 左右,烹调上以清蒸、煮汤、软烧为主,尽量少用油炸。鸡蛋每天一个。

(5)最好每天都吃一些豆类及制品　建议摄入量:每天 40g 大豆当量的豆制品,相当于 200g 豆腐,或者 100g 豆干、30g 腐竹、700g 豆腐脑、800g 豆浆。

(6)最好每天摄入适量的乳及乳制品　每天应摄入鲜乳 500g 或乳粉 60g,老年人中乳糖不耐的人比较多,可以选择酸乳和干酪。

(7)烹调油　选择要适当老年人应摄入单不饱和脂肪酸多一些,宜多选择橄榄油、茶油、花生油、芝麻油等含单不饱和脂肪酸高的烹调油及比例适宜的调和油,葵花籽油、玉米油、豆油中多不饱和脂肪酸含量较高,也可适当选用。

(8)老年人每天可食用少量坚果,以补充营养,增强体质。

3. 重视预防营养不良和贫血

(1)保证充足的食物摄入,提高膳食质量　要保证乳类、瘦肉、禽类、鱼虾和大豆制品的摄入,经常变化种类和烹调方式,保证能量和优质蛋白的摄入,保持体重维持在正常范围。

(2)采取少食多餐　适当增加进餐次数,每天进餐 4 ~ 5 次,既可以保证需要的能量和营养素,又可以使其得到充分的吸收和利用。

(3)适当食用营养素补充剂　食用过程中要注意掌握服用量。

(4)及时治疗原发疾病　进入老年阶段,支气管炎、肺气肿、肿瘤、心脑血管疾病、胃肠疾病等的发病率增加,而这些疾病容易导致营养不良,因此要积极尽早治疗,从源头解决,是改善营养状况的重要措施。

(5)定期体检。

(6)贫血的老年人应注意适量增加瘦肉、禽、鱼、动物血和肝脏的摄入量,以及新鲜水果和绿叶蔬菜的充足摄取。

4. 多做户外运动,维持健康体重

附　录

附录一　中国居民膳食营养素参考摄入量（DRIs）

能量和蛋白质的 RNIs 及脂肪供能比

年龄/岁	能量# RNI(MJ/d)		RNI(kcal/d)		蛋白质 RNI/(g·d)		脂肪 占能量百分比/%
	男	女	男	女	男	女	
0 ~	0.4MJ/(kg·d)		95kcal/(kg·d)*		1.5 – 3g/(kg·d)		45 ~ 50
0.5 ~							35 ~ 40
1 ~	4.60	4.40	1100	1050	35	35	
2 ~	5.02	4.81	1200	1150	40	40	30 ~ 35
3 ~	5.64	5.43	1350	1300	45	45	
4 ~	6.06	5.83	1450	1400	50	50	
5 ~	6.70	6.27	1600	1500	55	55	
6 ~	7.10	6.67	1700	1600	55	55	
7 ~	7.53	7.10	1800	1700	60	60	25 ~ 30
8 ~	7.94	7.53	1900	1800	65	65	
9 ~	8.36	7.94	2000	1900	65	65	
10 ~	8.80	8.36	2100	2000	70	65	
11 ~	10.04	9.20	2400	2200	75	75	
14 ~	12.00	9.62	2900	2400	80	80	25 ~ 30

营养与健康

续表

年龄/岁	能量# RNI(MJ/d) 男	女	RNI/(kcal/d) 男	女	蛋白质 RNI/(g/d) 男	女	脂肪 占能量百分比/%
18～							
轻体力活动	10.03	8.80	2400	2100	75	65	20～30
中体力活动	11.29	9.62	2700	2300	80	70	
重体力活动	13.38	11.30	3200	2700	90	80	
孕妇		+0.84		+200		+5、+15、+20	
乳母		+2.09		+500		+20	
50～							
轻体力活动	9.62	8.00	2300	1900	75	65	20～30
中体力活动	10.87	8.36	2600	2000	80	70	
重体力活动	13.00	9.20	3100	2200	90	80	
60～							
轻体力活动	7.94	7.53	1900	1800			
中体力活动	9.20	8.36	2200	2000			
70～							
轻体力活动	7.94	7.10	1900	1700	75	65	20～30
中体力活动	8.80	8.00	2100	1900			
80～	7.74	7.10	1900	1700	75	65	20～30

各年龄组的能量的 RNI 值与其 EAR 值相同。
* 为 AI 值,非母乳喂养应增加 20%。

常量和微量元素的 RNIs 或 AIs

年龄(岁)	钙 Ca AI(mg)	磷 P AI(mg)	钾 K AI(mg)	钠 Na AI(mg)	镁 Mg AI(mg)	铁 Fe AI(mg) 男	铁 Fe AI(mg) 女	碘 I RNI(μg)	锌 Zn RNI(mg) 男	锌 Zn RNI(mg) 女	硒 Se RNI(μg)	铜 Cu AI(mg)	氟 F AI(mg)	铬 Cr AI(μg)	锰 Mn AI(mg)	钼 Mo AI(μg)
0 ~	300	150	500	200	30	0.3		50	1.5		15(AI)	0.4	0.1	10		
0.5 ~	400	300	700	500	70	10		50	8.0		20(AI)	0.6	0.4	15		
1 ~	600	450	1000	650	100	12		50	9.0		20	0.8	0.6	20		15
4 ~	800	500	1500	900	150	12		90	12.0		25	1.0	0.8	30		20
7 ~	800	700	1500	1000	250	12		90	13.5		35	1.2	1.0	30		30
11 ~	1000	1000	1500	1200	350	16	18	120	18.0	15.0	45	1.8	1.2	40		50
14 ~	1000	1000	2000	1800	350	20	25	150	19.0	15.5	50	2.0	1.4	40		50
18 ~	800	700	2000	2200	350	15	20	150	15.0	11.5	50	2.0	1.5	50	3.5	60
50 ~	1000	700	2000	2200	350	15		150	11.5		50	2.0	1.5	50	3.5	60
孕妇																
早期	800	700	2500	2200	400	15		200	11.5		50					
中期	1000	700	2500	2200	400	25		200	16.5		50					
晚期	1200	700	2500	2200	400	35		200	16.5		50					
乳母	1200	700	2500	2200	400	25		200	21.5		65					

(凡表中数字缺失之处表示未制定该参考值)

脂溶性和水溶性维生素的 RNIs 或 AIs

年龄（岁）	维生素 A RNI（μgRE） 男	女	维生素 D RNI（μg）	维生素 E AI（mgα-TE*）	维生素 B₁ RNI（mg） 男	女	维生素 B₂ RNI（mg） 男	女	维生素 B₆ AI（mg）	维生素 B₁₂ AI（μg）	维生素 C RNI（mg）	泛酸 AI（mg）	叶酸 RNI（μg DFE*）	烟酸 RNI（mg NE） 男	女	胆碱 AI（mg）	生物素 AI（μg）
0 ~	400(AI)		10	3	0.2(AI)		0.4(AI)		0.1	0.4	40	1.7	65(AI)	2(AI)		100	5
0.5 ~	400(AI)		10	3	0.3(AI)		0.5(AI)		0.3	0.5	50	1.8	80(AI)	3(AI)		150	6
1 ~	500		10	4	0.6		0.6		0.5	0.9	60	2.0	150	6		200	8
4 ~	600		10	5	0.7		0.7		0.6	1.2	70	3.0	200	7		250	12
7 ~	700		10	7	0.9		1.0		0.7	1.2	80	4.0	200	9		300	16
11 ~	700		5	10	1.2		1.2		0.9	1.8	90	5.0	300	12		350	20
14 ~	800	700	5	14	1.5	1.2	1.5	1.2	1.1	2.4	100	5.0	400	15	12	450	25
18 ~	800	700	5	14	1.4	1.3	1.4	1.2	1.2	2.4	100	5.0	400	14	13	500	30
50 ~	800	700	10	14	1.3		1.4		1.5	2.4	100	5.0	400	13		500	30
孕妇																	
早期	800		5	14	1.5		1.7		1.9	2.6	100	6.0	600	15		500	30
中期	900		10	14	1.5		1.7		1.9	2.6	130	6.0	600	15		500	30
晚期	900		10	14	1.5		1.7		1.9	2.6	130	6.0	600	15		500	30
乳母	1200		10	14	1.8		1.7		1.9	2.8	130	7.0	500	18		500	35

* α-TE 为 α-生育酚当量（α-Tocopherol Equivalent）；DFE 为膳食叶酸当量（Dietary Folate Equivalent）。

（凡表中数字缺失之处未表示未制定该参考值）

蛋白质及某些微量营养素的 EARs

年龄(岁)	蛋白质 Protein(g/kg)	锌 Zn(mg) 男 / 女	硒 Se(μg)	维生素A (μg RE#)	维生素D (μg)	维生素B₁ (mg) 男 / 女	维生素B₂ (mg) 男 / 女	维生素C (mg)	叶酸 Folic acid (μg DFE)
0 ~	2.25 ~ 1.25	1.5			8.8*				
0.5 ~	1.25 ~ 1.15	6.7			13.8*				
1 ~		7.4	17	300		0.4	0.5	13	320
4 ~		8.7	20			0.5	0.6	22	320
7 ~		9.7	26	400		0.5	0.8	39	320
11 ~		13.1 / 10.8	36	500		0.7	1.0		320
14 ~		13.9 / 11.2	40			1.0 / 0.9	1.3 / 1.0	63	320
18 ~	0.92	13.2 / 8.3	41			1.4 / 1.3	1.2 / 1.0	75	320
孕妇						1.3	1.4	66	520
早期		8.3	50						
中期		65	50						
晚期		+5	50						
乳母	+0.18	+10	65			1.3	1.4	96	450
50 ~	0.92		65					75	320

* 0 岁 ~ 29 岁南方地区为 8.88μg,北方地区为 13.8μg。

\# RE 为视黄醇当量(Retinal Equivalent)。

(凡表中数字缺失之处表示未制定该参考值)

某些微量营养素的 ULs

年龄（岁）	钙 Ca (mg)	磷 P (mg)	镁 Mg (mg)	铁 Fe (mg)	碘 I (μg)	锌 Zn (mg) 男/女	硒 Se (μg)	铜 Cu (mg)	氟 F (mg)	铬 Cr (μg)	锰 Un (mg)	钼 Mo (μg)	维生素 A (μg)	维生素 D (μg)	维生素 B$_1$ (mg)	维生素 C (mg)	叶酸 Folic acid (μg DEF#)	烟酸 Niacin (mg NE*)	胆碱 Choline (mg)
0 ~				10			55		0.4							400			600
0.5 ~				30		13	80		0.8							500			800
1 ~	2000	3000	200	30		23	120	1.5	1.2	200		80			50	600	300	10	1000
4 ~	2000	3000	300	30		23	180	2.0	1.6	300		110	2000	20	50	700	400	15	1500
7 ~	2000	3000	500	30	800	28	240	3.5	2.0	300		160	2000	20	50	800	400	20	2000
11 ~	2000	3500	700	50	800	37 / 34	300	5.0	2.4	400		280	2000	20	50	900	600	30	2500
14 ~	2000	3500	700	50	800	42 / 35	360	7.0	2.8	400		280	2000	20	50	1000	800	30	3000
18 ~	2000	3500	700	50	1000	45 / 37	400	8.0	3.0	500	10	350	3000	20	50	1000	1000	35	3500
50 ~	2000	3500▲	700	50	1000	37 / 37	400	8.0	3.0	500	10	350	3000	20	50	1000	1000	35	3500
孕妇	2000	3000	700	60	1000	35	400						2400	20		1000	1000		3500
乳母	2000	3500	700	50	1000	35	400							20		1000	1000		3500

* NE 为烟酸当量（Niacin Equiualent）。

\#DFE 为膳食叶酸当量（Dietary Folare Equivalent）。

▲60 岁以上磷的 UI 为 3000mg。

（凡表中数字缺失之处表示未制定该参考值）

附录二　主要食物营养成分表

（每百克食物所含的成分）

类别	食物名称	食部/%	水分/g	能量/kcal	蛋白质/g	脂肪/g	碳水化合物/g	膳食纤维/g	灰分/g	维生素A或胡萝卜素/μg	硫胺素/mg	核黄素/mg	烟酸/mg	维生素C/mg	钙/mg	磷/mg	钾/mg	钠/mg	镁/mg	铁/mg	锌/mg
谷类	稻米 x̄	100	13.3	346	7.4	0.8	77.9	0.7	0.6	—	0.21	0.05	1.9	—	13	110	103	3.8	34	2.3	1.70
	小米	100	11.6	358	9.0	3.1	75.1	1.6	1.2	100	0.33	0.10	1.5	—	41	229	284	4.3	107	5.1	1.87
	高粱米	100	10.3	351	10.4	3.1	74.7	4.3	1.5	—	0.29	0.10	1.6	—	22	329	281	6.3	129	6.3	1.64
	干黄玉米	100	13.2	335	8.7	3.8	73.0	6.4	13	100	0.21	0.13	2.5	—	14	218	300	3.3	96	2.4	1.70
	米饭（蒸）	100	70.9	116	2.6	0.3	25.9	0.3	0.3	—	0.02	0.03	1.9	—	7	62	30	2.5	15	1.3	0.92
	面粉（标准粉）	100	12.7	344	11.2	1.5	73.6	2.1	1.0	—	0.28	0.08	2.0	—	31	188	190	3.1	50	3.5	1.64
	馒头	100	43.9	221	7.0	1.1	47.0	1.3	1.0	—	0.04	0.05	—	—	38	107	138	165	30	1.8	0.71
	蛋糕 x̄	100	18.6	347	8.6	5.1	67.1	0.4	0.6	190	0.09	0.09	0.8	—	39	130	77	67.8	24	2.5	1.01
	面包	100	43.9	221	7.0	1.1	47.0	1.3	1.0	—	0.04	0.05	—	—	38	107	138	165	30	1.8	0.71
	方便面	100	3.6	472	9.5	21.1	61.6	0.7	4.2	—	0.12	0.06	0.9	—	25	80	134	1144	38	4.1	1.06
	饼干 x̄	100	5.7	433	9.0	12.7	71.7	1.1	0.9	80	0.08	0.04	4.7	3	73	88	85	204	50	1.9	0.91
薯类	甘薯（红薯）	96	37.4	99	1.1	0.2	24.7	1.6	0.6	750	0.04	0.04	0.6	26	23	39	130	28.5	12	0.5	0.15
	马铃薯（土豆）	94	79.8	76	2.0	0.2	17.2	0.7	0.8	30	0.08	0.04	1.1	27	8	40	342	2.7	23	0.8	0.37
干豆类	黄豆（大豆）	100	10.2	359	35.0	16.0	34.2	15.5	4.6	220	0.41	0.20	2.1	—	191	465	1503	2.2	199	8.2	3.34
	黑大豆	100	9.9	381	36.0	15.9	33.6	10.2	4.6	30	0.20	0.33	2.0	—	224	500	1377	3.0	243	7.0	4.18

续表

类别	食物名称	食部/%	水分/g	能量/kcal	蛋白质/g	脂肪/g	碳水化合物/g	膳食纤维/g	灰分/g	维生素A或胡萝卜素/μg	硫胺素/mg	核黄素/mg	烟酸/mg	维生素C/mg	钙/mg	磷/mg	钾/mg	钠/mg	镁/mg	铁/mg	锌/mg
干豆类	赤小豆	100	12.6	309	20.2	0.6	63.4	7.7	3.2	80	0.16	0.11	2.0	—	74	305	860	2.2	138	7.4	2.20
	绿豆	100	12.3	316	21.6	0.8	62.0	6.4	3.3	130	0.25	0.11	2.0	—	81	337	787	3.2	125	6.5	2.18
	芸豆(红)	100	11.1	314	21.4	1.3	62.5	8.3	3.7	180	0.18	0.09	2.0	—	176	218	1215	0.6	164	5.4	2.07
	蚕豆	100	13.2	335	21.6	1.0	61.5	1.7	2.7	—	0.09	0.13	1.9	2	31	418	1117	86.0	57	8.2	3.42
	豌豆	100	10.4	313	20.3	1.1	65.8	10.4	2.4	250	0.49	0.14	2.4	—	97	259	823	9.7	118	4.9	2.35
豆类制品	豆浆	100	96.4	14	1.8	0.7	1.1	1.1	0.2	90	0.02	0.02	0.1	—	10	30	48	3.0	9	0.5	0.24
	豆腐x	100	82.8	81	8.1	3.7	4.2	0.4	1.2	—	0.04	0.03	0.2	—	164	119	125	7.2	27	1.9	1.11
	豆腐干	100	65.2	140	16.2	3.6	11.5	0.8	3.5	—	0.03	0.07	0.3	—	308	273	140	76.5	64	4.9	1.76
根茎类	白萝卜	95	93.4	21	0.9	0.1	5.0	1.0	0.6	20	0.02	0.03	0.3	21	36	26	173	61.8	16	0.5	0.30
	胡萝卜(红)	96	89.2	37	1.0	0.2	8.8	1.1	0.8	4130	0.04	0.03	0.6	13	32	27	190	71.4	14	1.0	0.23
鲜豆类	豆角	96	90.0	30	2.5	0.2	6.7	2.1	0.6	200	0.05	0.07	0.9	18	29	55	207	3.4	35	1.5	0.54
	黄豆芽	100	88.8	44	4.5	1.6	4.5	1.5	0.6	30	0.04	0.07	0.6	8	21	74	160	7.2	21	0.9	0.54
	四季豆	96	91.3	28	2.0	0.4	5.7	1.5	0.6	210	0.04	0.07	0.4	6	42	51	123	8.6	27	1.5	0.23
茄果类	茄子x	93	93.4	21	1.1	0.2	4.9	1.3	0.4	50	0.02	0.04	0.6	5	24	23	142	5.4	13	0.5	0.23
	番茄	97	94.4	19	0.9	0.2	4.0	0.5	0.5	550	0.03	0.03	0.6	19	10	23	163	5.0	9	0.4	0.13
	冬瓜	80	96.6	11	0.4	0.2	2.6	0.7	0.2	80	0.01	0.01	0.3	18	19	12	78	1.8	8	0.2	0.07
	苦瓜	81	93.4	19	1.0	0.1	4.9	1.4	0.6	100	0.03	0.03	0.4	56	14	35	256	2.5	18	0.7	0.36
	丝瓜	83	94.3	20	1.0	0.2	4.2	0.6	0.3	90	0.02	0.04	0.4	5	14	29	115	2.6	11	0.4	0.21

类别	名称	可食部	水分	能量	蛋白质	脂肪	碳水化合物	膳食纤维	灰分	胡萝卜素	硫胺素	核黄素	尼克酸	维生素C	钙	磷	钾	钠	镁	铁	锌
茄果类	南瓜	85	93.5	22	0.7	0.1	5.3	0.8	0.4	890	0.03	0.04	0.4	8	16	24	145	0.8	8	0.4	0.14
	辣椒	84	91.9	23	1.4	0.3	5.8	2.1	0.6	340	0.03	0.04	0.5	62	15	33	209	2.2	15	0.7	0.22
	黄瓜	92	95.8	15	0.8	0.2	2.9	0.5	0.3	90	0.02	0.03	0.2	9	24	24	102	4.9	15	0.5	0.18
葱蒜类	大蒜头	85	66.6	126	4.5	0.2	27.6	1.1	1.1	30	0.04	0.06	0.6	7	39	117	302	19.6	21	1.2	0.88
	大葱	82	91.0	30	1.7	0.3	6.5	1.3	0.5	60	0.03	0.05	0.5	17	29	38	144	4.8	19	0.7	0.40
	小葱	73	92.7	24	1.6	0.4	4.9	1.4	0.4	840	0.05	0.06	0.4	21	72	26	143	10.4	18	1.3	0.35
	韭菜	90	91.8	26	2.4	0.4	4.6	1.4	0.8	1410	0.02	0.09	0.8	24	42	38	247	8.1	25	1.6	0.43
叶花菜嫩茎类	大白菜 x̄	87	94.6	17	1.5	0.1	3.2	0.8	0.6	120	0.04	0.05	0.6	31	50	31	—	57.5	11	0.7	0.38
	小白菜	81	94.5	15	1.5	0.3	2.7	1.1	1.0	1680	0.02	0.09	0.7	28	70	36	178	73.5	18	1.9	0.51
	菠菜	89	91.2	24	2.6	0.3	4.5	1.7	1.4	2920	0.04	0.11	0.6	32	66	47	311	85.2	58	2.9	0.85
	苋菜	73	88.8	31	2.8	0.4	5.9	1.8	2.1	1490	0.03	0.10	0.6	30	178	63	340	42.3	38	2.9	0.70
	芹菜茎	67	93.1	20	1.2	0.2	4.5	1.2	1.0	60	0.01	0.08	0.4	8	80	38	206	159	18	1.2	0.24
	菜花	82	92.4	24	2.1	0.2	4.6	1.2	0.7	30	0.03	0.08	0.6	61	23	47	200	31.6	18	1.1	0.38
	竹笋	63	92.8	19	2.6	0.2	3.6	1.8	0.8	—	0.08	0.08	0.6	5	9	64	389	0.4	1	0.5	0.33
	黄花菜	98	40.3	199	19.4	1.4	34.9	7.7	4.0	1840	0.05	0.21	3.1	10	301	216	610	59.2	85	8.1	3.99
水生蔬菜	藕	88	80.5	70	1.9	0.2	16.4	1.2	1.0	20	0.09	0.03	0.3	44	39	58	243	44.2	19	1.4	0.23
	荸荠	78	83.6	59	1.2	0.2	14.2	1.1	0.8	20	0.02	0.02	0.7	7	4	44	306	15.7	12	0.6	0.34
薯芋类	山药	83	84.8	56	1.9	0.2	12.4	0.8	0.7	20	0.05	0.02	0.3	5	16	34	213	18.6	20	0.3	0.273
	芋头	84	78.6	79	2.2	0.2	18.1	1.0	0.9	160	0.06	0.05	0.7	6	36	55	378	33.1	23	1.0	0.49
	姜	95	87.0	41	1.3	0.6	10.3	2.7	0.8	170	0.02	0.03	0.8	4	27	25	295	14.9	44	1.4	0.34

续表

类别	食物名称	食部/%	水分/g	能量/kcal	蛋白质/g	脂肪/g	碳水化合物/g	膳食纤维/g	灰分/g	维生素A或胡萝卜素/μg	硫胺素/mg	核黄素/mg	烟酸/mg	维生素C/mg	钙/mg	磷/mg	钾/mg	钠/mg	镁/mg	铁/mg	锌/mg
菌藻类	蘑菇	99	92.4	20	2.7	0.1	4.1	2.1	0.7	10	0.08	0.35	4.0	2	6	94	312	8.3	11	1.2	0.92
	香菇	100	91.7	19	2.2	0.3	5.2	3.3	0.6	—	0.02	0.08	2.0	1	2	53	20	1.4	11	0.3	0.66
	黑木耳（干）	100	15.5	205	12.1	1.5	65.6	29.9	5.3	100	0.17	0.44	2.5	—	247	2932	757	48.5	152	97.4	3.18
	海带	100	94.4	12	1.2	0.1	2.1	0.5	2.2	—	0.02	0.15	0.13	—	46	22	246	8.6	25	0.9	0.16
	紫菜（干）	100	12.7	207	26.7	1.1	44.1	21.6	15.4	1370	0.27	1.02	7.3	2	264	350	1796	710.5	105	54.9	2.47
水果类	苹果 x̄	76	85.9	52	0.2	0.2	13.5	1.2	0.2	20	0.06	0.02	0.2	4	4	12	119	1.6	4	0.6	0.19
	梨 x̄	82	85.8	44	0.4	0.2	13.3	3.1	0.3	33	0.03	0.06	0.3	6	9	14	92	2.1	8	0.5	0.46
	桃 x̄	86	86.4	48	0.9	0.1	12.2	1.3	0.4	20	0.01	0.03	0.7	7	6	20	166	5.7	7	0.8	0.34
	枣	87	67.4	122	1.1	0.3	30.5	1.9	0.7	240	0.06	0.09	0.9	243	22	23	375	1.2	25	1.2	1.52
	葡萄 x̄	86	88.7	43	0.5	0.2	10.3	0.4	0.3	50	0.04	0.02	0.2	25	5	23	104	1.3	8	0.4	0.18
	柑橘 x̄	77	86.9	51	0.7	0.2	11.9	0.4	0.3	890	0.08	0.04	0.4	28	35	18	154	1.4	11	0.2	0.08
	菠萝	68	88.4	41	0.5	0.1	10.8	1.3	0.2	20	0.04	0.02	0.2	18	12	9	113	0.8	8	0.6	0.14
	桂圆	50	81.4	71	1.2	0.1	16.6	0.4	0.7	20	0.01	0.14	1.3	43	6	30	248	3.9	10	0.2	0.40
	荔枝	73	81.9	70	0.9	0.2	16.6	0.5	0.4	10	0.1	0.04	1.1	41	2	24	151	1.7	12	0.4	0.17
	香蕉	59	75.8	91	1.4	0.2	22.0	1.2	0.6	60	0.02	0.04	0.7	8	7	28	256	0.8	43	0.4	0.18
	西瓜 x̄	56	93.3	25	0.6	0.1	5.8	0.3	0.2	450	0.02	0.03	0.2	6	8	9	87	3.2	8	0.3	0.10

类别	食物	食部(%)	水分(g)	能量(kcal)	蛋白质(g)	脂肪(g)	碳水化合物(g)	膳食纤维(g)	灰分(g)	维生素A(μg)	硫胺素(mg)	核黄素(mg)	尼克酸(mg)	维生素C(mg)	钙(mg)	磷(mg)	钾(mg)	钠(mg)	镁(mg)	铁(mg)	锰(mg)
坚果类	核桃	43	49.8	328	12.8	29.9	6.1	4.3	1.4	—	0.07	0.14	1.4	10	17	89	442	13.9	50	1.1	0.57
坚果类	栗子	80	52.0	185	4.2	0.7	42.2	1.7	0.9	190	0.14	0.17	0.8	24	—	—	390	3.7	110	3.4	1.79
坚果类	花生	53	48.3	298	12.0	25.4	13.0	7.7	1.3	10	—	0.04	14.1	14	8	250	562	5.5	264	5.7	6.03
坚果类	葵花子	50	2.4	597	23.9	49.9	19.1	6.1	4.7	30	0.36	0.20	4.8	—	72	238	846	5.1	242	3.6	2.78
坚果类	莲子	100	9.5	344	17.2	2.0	67.2	3.0	4.1	—	0.16	0.08	4.2	5	97	550	204	59.4	16	1.6	2.06
畜肉类	猪肉 x̄	100	46.8	395	13.2	37.0	2.4	—	0.6	18	0.22	0.16	3.5	—	6	162	453	2309	52	5.8	7.61
畜肉类	香肠	100	19.2	508	24.1	40.7	11.2	—	2.3	10	0.20	0.10	4.4	—	14	198	217	771	22	4.5	3.22
畜肉类	火腿肠	100	57.4	212	14.0	10.4	15.6	—	2.6	5	0.26	0.43	2.3	—	9	187	216	84.2	20	3.3	4.73
畜肉类	牛肉 x̄	99	72.8	125	19.9	4.2	2.0	—	1.1	7	0.04	0.14	5.6	—	23	168	232	80.6	20	2.3	3.22
畜肉类	羊肉 x̄	90	65.7	203	19.0	14.1	0	—	1.2	22	0.05	0.14	4.5	—	6	146	251	63.3	19	1.4	1.09
禽肉类	鸡 x̄	66	69.0	167	19.3	9.4	1.3	—	1.0	48	0.05	0.09	5.6	—	9	156	191	69.0	14	2.2	1.33
禽肉类	鸭 x̄	68	63.9	240	15.5	19.7	0.2	—	0.7	52	0.08	0.22	4.2	—	6	122	232	58.8	18	3.8	1.38
禽肉类	鹅 x̄	63	61.4	251	17.9	19.0	0	—	0.8	42	0.07	0.23	4.9	—	4	144	109	37.2	11	0.3	0.42
乳类	牛奶 x̄	100	89.8	54	3.0	3.2	3.4	—	0.6	24	0.03	0.14	0.1	1	104	73	135	20.6	—	0.5	0.29
乳类	羊奶	100	88.9	59	1.5	3.5	5.4	—	0.7	84	0.04	0.12	2.1	—	82	98	449	260	79	1.2	3.14
乳类	全脂牛奶粉	100	2.3	478	20.1	21.2	51.7	—	4.7	141	0.11	0.73	0.9	4	676	469	150	39.8	12	0.4	0.53
乳类	酸奶 x̄	100	84.7	72	2.5	2.7	9.3	—	0.8	26	0.03	0.15	0.2	1	118	85	154	131	10	2.0	1.10
蛋类	鸡蛋 x̄	88	74.1	144	13.3	8.8	2.8	—	1.0	234	0.11	0.27	0.2	—	56	130	135	106	13	2.9	1.67
蛋类	鸭蛋	87	70.3	180	12.6	13.0	3.1	—	1.0	261	0.17	0.35	0.2	—	62	236	152	542	13	3.3	1.48
蛋类	皮蛋	90	68.4	171	14.2	10.7	4.5	—	2.2	215	0.06	0.18	0.1	—	63	165	—	—	—	—	—
蛋类	咸鸭蛋	88	61.3	190	12.7	12.7	6.3	—	7.0	134	0.16	0.33	0.1	—	118	231	184	2706	30	3.6	1.74

续表

类别	食物名称	食部/%	水分/g	能量/kcal	蛋白质/g	脂肪/g	碳水化合物/g	膳食纤维/g	灰分/g	维生素A 视黄醇 胡萝卜素/μg	硫胺素/mg	核黄素/mg	烟酸/mg	维生素C/mg	钙/mg	磷/mg	钾/mg	钠/mg	镁/mg	铁/mg	锌/mg
鱼虾蟹贝类	草鱼	58	77.3	113	16.6	5.2	0	—	1.1	11	0.04	0.11	2.8	—	38	203	312	46.0	31	0.8	0.87
	鲤鱼	54	76.7	109	17.6	4.1	0.5	—	1.1	25	0.03	0.09	2.7	—	50	204	334	53.7	33	1.80	2.08
	鲫鱼	54	75.4	108	17.1	2.7	3.8	—	1.0	17	0.04	0.09	2.5	—	79	193	290	41.2	41	1.3	1.94
	大黄花鱼	66	77.7	97	17.7	2.5	0.8	—	1.3	10	0.03	0.10	1.9	—	53	174	260	120	39	0.7	0.58
	带鱼	76	73.3	127	17.7	4.9	3.1	—	1.0	29	0.02	0.06	2.8	—	28	191	280	150	43	1.2	0.70
	海虾	51	79.3	79	16.8	0.6	1.5	—	1.8	…	0.01	0.05	1.9	—	148	196	228	302	46	3.0	1.44
	河虾	86	78.1	87	16.4	2.4	0	—	3.9	48	0.04	0.03	…	—	325	186	329	133	60	4.0	2.24
	海蟹	55	77.1	95	13.8	2.3	4.7	—	2.1	30	0.01	0.10	2.5	—	208	142	232	260	47	1.6	3.32
	河蟹	42	75.8	103	17.5	2.6	2.3	—	1.8	389	0.06	0.28	1.7	—	126	182	181	193	23	2.9	3.68
	鲜贝	100	80.3	77	15.7	0.5	2.5	—	1.0	…	Tr	0.21	2.5	—	28	166	226	120	31	0.7	2.08
	蛤蜊 x̄	39	84.1	62	10.1	1.1	2.8	—	1.9	21	0.01	0.13	1.5	—	133	128	140	425	78	10.9	2.38
	螺	41	73.6	100	15.7	1.2	6.6	—	2.9	26	0.03	0.40	1.8	—	722	118	167	153	143	7.0	4.60
	墨鱼	69	79.2	83	15.2	0.9	3.4	—	1.3	…	0.02	0.04	1.8	—	15	165	400	165	39	1.0	1.34
茶、糖类	红茶	100	7.3	214	26.7	1.1	59.2	14.8	5.7	3870	…	0.17	6.2	8	378	390	1934	13.6	183	28.1	3.97
	花茶	100	7.4	281	27.1	1.2	58.1	17.7	6.2	5310	0.06	0.17	…	26	454	338	1643	8.0	192	17.8	3.98
	绿茶	100	7.5	296	34.2	2.3	50.3	15.6	5.7	5800	0.02	0.35	81.0	19	325	191	1661	28.2	196	14.4	4.34
	白砂糖	100	Tr	400	…	…	99.9	…	0.1	—	…	…	…	…	20	8	5	0.4	3	0.6	0.06
	冰糖	100	0.6	397	…	…	99.3	…	0.1	—	0.03	0.03	…	…	23	…	1	2.7	2	1.4	0.21

类	食物																				
糖类	红糖	100	1.9	389	0.7	...	96.6	—	0.8	—	0.01	—	0.3	—	157	11	240	18.3	54	2.2	0.35
	蜂蜜	100	22.0	321	0.4	1.9	75.6	—	0.1	—	...	0.05	0.1	3	4	3	28	0.3	2	1.0	0.37
	巧克力	100	1.0	586	4.3	40.1	53.4	1.5	1.2	—	0.06	0.08	1.4	—	111	114	245	112	56	1.7	1.02
调味品类	酱油 x̄	100	67.3	63	5.6	0.1	10.1	0.2	16.9	—	0.05	0.13	1.7	—	66	204	337	5757	156	8.6	1.17
	醋 x̄	100	90.6	31	2.1	0.3	4.9	...	2.1	—	0.03	0.05	1.4	—	37	96	351	262	13	6.0	1.25
	精盐	100	0.1	0	...	...	0	—	99.9	—	—	—	—	—	22	—	14	39311	2	1.0	0.24
	味精	100	0.2	268	40.1	0.2	26.5	—	33	—	0.08	0	0.3	—	100	4	4	8360	7	1.2	0.31
酒类	啤酒	100	5.3	32	0.4		0.2				0.04	0.15	1.1	—	13	12	47	11.4	6	0.4	0.30
	黄酒	100	10.0	66	1.6	0.3					0.02	0.05	0.5	—	41	21	26	5.2	15	0.6	0.52
	葡萄酒	100	12.9	72	0.1		0.1				0.03	0.02		—	21	3	33	1.6	5	0.6	0.08

注:(1)本表节选自:中国疾病预防控制中心营养与食品安全所编著. 中国食物成分表. 第2版. 北京:北京大学出版社,2009。

(2)项目"维生素A或胡萝卜素"中动物为维生素A,植物为胡萝卜素;酒类中项目"水分"应为"酒精 v%"。

(3)符号 "—"为未检出,"..."为未测定,"x̄"为平均值,"Tr"为微量,空格为未列。

参 考 书 目

1. 陈炳卿，孙长颢．营养与健康．北京：化学工业出版社，2004.

2. 李润国，宁莉．公共营养师（理论分册）．北京：化学工业出版社，2009.

3. 李润国，宁莉．公共营养师（技能分册）．北京：化学工业出版社，2009.

4. 王莉．食品营养学．北京：化学工业出版社，2006.

5. 李京东，倪雪朋．食品营养与卫生．北京：中国轻工业出版社，2011.

6. 孙远明．食品营养学．北京：科学出版社，2006.

7. 于化泓，彭珊珊．大学生饮食营养与健康．北京：中国轻工业出版社，2012.

8. 吴坤．营养与食品卫生学．北京：人民卫生出版社，2004.

9. 杨君．食品营养．北京：中国轻工业出版社，2009.

10. 冯磊．烹饪营养学．北京：高等教育出版社，2003.

11. 中国营养学会．中国居民膳食指南（2011 年全部修订）．西藏：西藏人民出版社，2011.